H. Blenk   A. G. Hofstetter
K. G. Naber   W. Vahlensieck jr.

Klinische Mikrobiologie für den Urologen

Ein Leitfaden für das Praxislabor

Herausgegeben vom Arbeitskreis für Infektiologie
der Fort- und Weiterbildungskommission
der deutschen Urologen

Unter Mitarbeit von
H. W. Bauer, G. Beyaert, K.-H. Bichler, Th. Bootz, P. Brühl,
R. Hubmann, M. Ludwig, K.-H. Rothenberger, G. Stadie,
U. Thiel, W. Weidner

Mit 45 teilweise farbigen Abbildungen und 19 Tabellen

W0179152

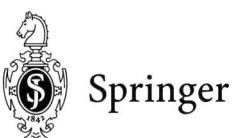

Springer

Dr. Holger Blenk
Gemeinschaftspraxis für Labormedizin und Mikrobiologie
Rohrmannstr. 12, 90429 Nürnberg

Professor Dr. Alfons G. Hofstetter
Direktor der Urologischen Universitätsklinik und Poliklinik
Klinikum Großhadern und Innenstadt,
Vorsitzender des AK Infektiologie
Marchioninistr. 15, 81377 München

Professor Dr. Kurt G. Naber
Chefarzt der Urologischen Klinik, Elisabeth-Krankenhaus
Schulgasse 20, 94315 Straubing

Dr. Winfried Vahlensieck jr.
Chefarzt der Urologischen Abteilung, Reha-Klinik Wildetal
Mühlenstr. 8, 34537 Bad Wildungen-Reinhardshausen

ISBN 3-540-60901-6
Springer-Verlag Berlin Heidelberg New York

Die Deutsche Bibliothek – CIP-Einheitsaufnahme
Klinische Mikrobiologie für den Urologen : ein Leitfaden für das Praxislabor ; mit
19 Tabellen / hrsg. vom Arbeitskreis für Infektiologie der Fort- und Weiterbildungs-
kommission der Deutschen Urologen. H. Blenk ... unter Mitarb. von H. W. Bauer ...
– Berlin ; Heidelberg ; New York ; Barcelona ; Budapest ; Hongkong ; London ; Mai-
land ; Paris ; Santa Clara ; Singapur ; Tokio : Springer, 1997
ISBN 3-540-60901-6
NE: Blenk, Holger; Arbeitskreis für Infektiologie in der Urologie / Fort- und
Weiterbildungskommission

Umschlag: Design & Production, Heidelberg
Satz: Mitterweger Werksatz GmbH, Plankstadt bei Heidelberg
SPIN: 10497063   13/3133-5 4 3 2 1 0 – Gedruckt auf säurefreiem Papier

Vorwort

Die mikrobiologische Routineuntersuchung von Urin, Prostatasekret, Ejakulat und eventuell von Vaginalsekret in der urologischen Praxis setzt grundsätzliche Erfahrungen auf dem Gebiet der klinischen Bakteriologie und Mykologie, einschließlich standardisierter Probenentnahme und Verarbeitungstechnik, voraus. Darüber hinaus sind die Grundregeln der Hygiene sowie die Kenntnisse der wichtigsten gesetzlichen Vorschriften zu beachten.

Das Arbeiten mit infektiösen Mikroorganismen darf in keiner Weise leichtfertig gehandhabt werden. Die Erarbeitung mikrobiologischer Ergebnisse und die Zuverlässigkeit dieser Befunde, die von eingearbeitetem und versiertem Personal erhoben werden, sind anschließend einer klinischen Bewertung und Prüfung durch den verantwortlichen Arzt zu unterziehen. Nur der Arzt kann letztlich über die epidemiologischen Erfordernisse, z.B. Partneruntersuchung bei sexuell übertragbaren Infektionen, und über die medizinischen Konsequenzen, z.B eine antimikrobielle Chemotherapie, entscheiden.

Auch sollte jeder Urologe wissen, wo die Grenzen seiner eigenen bakteriologisch-diagnostischen Erfahrung zu ziehen sind. So gehört der Nachweis schwierig anzuzüchtender und/oder zu identifizierender Erreger wie Mykoplasmen, Anaerobier, Gardnerellen oder Chlamydien in der Regel nicht in das urologische Praxislabor, es sei denn, daß besondere persönliche oder wissenschaftlich gewonnene Erfahrungen hierzu befähigen. Gemäß dem ärztlich-ethischen und hippokratischen Grundsatz „nihil nocere" ist in solchen Fällen besser der Rat und die Zusammenarbeit mit einem erfahrenen Facharzt für Mikrobiologie oder Labormedizin zu suchen.

Weiterhin dient die Einhaltung der Hygienevorschriften im bakteriologischen Praxislabor dem Schutz des Personals und der Patienten und eine ordnungsgemäße Entsorgung u.a. dem Schutz unserer Umwelt.

Das vorliegende Buch soll als Grundlage und Richtlinie für die Mikrobiologie in der urologischen Praxis dienen und den verantwortungsbewußten Arzt dazu anleiten, eine exakte mikrobiologische Diagnostik durchzuführen, die jederzeit einer externen Qualitätskontrolle durch Ringversuche standhält, einer Leistungskontrolle, die im Interesse des Arztes und der Patienten für notwendig gehalten werden sollte. Gemäß den Richtlinien der Bundes- und Landesärztekammern und den Kassenärztlichen Vereinigungen für die Qualitätssicherung im Labor sollte daher jeder bakteriologisch tätige Urologe an den von INSTAND durchgeführten Ringversuchen teilnehmen.

H. BLENK   A.G. HOFSTETTER
K.G. NABER   W. VAHLENSIECK jr.

Inhaltsverzeichnis

1	Gesetzliche Grundlagen zum Arbeiten	
	mit Krankheitserregern im Praxislabor	1

2	Laborinfrastruktur, -ausstattung und -hygiene	5
2.1	Infrastrukturelle Voraussetzungen	5
2.2	Ausstattung des Praxislabors	7
2.3	Hygienische Bedingungen im Labor	8
2.3.1	Desinfektion und Reinigung	8
2.3.2	Entsorgung	8
2.3.3	Hygienische Unterweisung des Personals	10

3	Gewinnung von Untersuchungsmaterialien	12
3.1	Vorbemerkungen	12
3.2	Uringewinnung	13
3.2.1	Mittelstrahlurin	13
3.2.2	Katheterurin	14
3.2.3	Blasenpunktionsurin	14
3.2.4	Urinuntersuchungen bei Harndauerableitungen . .	14
3.2.5	Urinauffangbeutel	15
3.3	Materialgewinnung bei Infektionen der Genitalien	
	und der Adnexorgane	15
3.3.1	Erste Urinportion	15
3.3.2	Urethralabstrich beim Mann	16
3.3.3	4-Gläserprobe mit Prostataexprimat	16
3.3.4	Exprimaturin	18
3.3.5	Ejakulat	19
3.3.6	Analabstrich	19
3.3.7	Urethralabstrich bei der Frau	19
3.3.8	Vaginal- und Zervikalabstriche	20
3.3.9	Materialentnahme für den Nachweis	
	von Mykobakterien und Wurmeiern	20

4   Klinisches Screening 23

4.1   Makroskopische Beurteilung
        des Untersuchungsmaterials 23
4.1.1   Urin 23
4.1.2   Ejakulat 23
4.2   Teststreifenuntersuchungen 24
4.2.1   Klinische Bedeutung von Teststreifen
        bei der Untersuchung des Urins
        auf Zellbestandteile, Eiweiß und Bakterien 25
4.3   Harnsediment 30
4.4   Zählkammerverfahren zum Nachweis
        von Leukozyten und Erythrozyten 32
4.5   Quantitatives Verfahren zur Messung
        der Ausscheidung von Leukozyten
        und Erythrozyten (Addis-Count) 33
4.6   Fehlermöglichkeiten bei der Urinuntersuchung .. 33

5   Mikrobiologische Verfahren und Untersuchungen ... 34

5.1   Mikroskopische Untersuchungen 34
5.1.1   Nativdunkelfeld und/oder Phasenkontrast 35
5.1.2   Methylenblaupräparat und Gram-Präparat 36
5.1.3   Immunfluoreszenzmikroskopie 38
5.1.4   Keimzählung und Leukozytenzählung 38
5.2   Feststellung eines Entzündungsprozesses
        in den männlichen Adnexorganen 40
5.3   Kulturelle Untersuchungen 45
5.3.1   Verarbeitungstechniken 45
5.3.2   Quantitativ-kulturelle Untersuchungen 50
5.3.3   Prüfung auf antibakterielle Wirkstoffe 52
5.3.4   Standardmedien 54
5.3.5   Spezialnährmedien und Selektivmedien 57

6   Erregerspektrum und bakteriologische Systematik ... 59

6.1   Aufbau und Merkmale der Bakterien 59
6.1.1   Weitere Eigenschaften der Bakterien 59
6.1.2   Pathogenitätsfaktoren von Bakterien
        und genetische Disposition des Wirts 60
6.2   Wirkungsmechanismen
        der antimikrobiellen Therapeutika 61
6.3   Verfahren zur Keimidentifizierung 63
6.3.1   Färberisches Verhalten 63
6.3.2   Biochemische Differenzierungsmethoden 64

6.4   Taxonomische Übersicht..................... 85
6.4.1   Allgemeine Übersicht nach Bergey 86
6.4.2   Beschreibung der Erreger
        bei urologischen Infektionen 89

7   Resistenzbestimmung und Antibiotikaauswahl...... 112

7.1   Antibiotikatestung 112
7.1.1   Empfindlichkeitstestung (Antibiogramm) 112
7.1.2   Methoden der Empfindlichkeitstestung 113
7.1.3   Qualitätskontrolle
        bei der Empfindlichkeitstestung 134
7.1.4   β-Laktamasen und ihr Nachweis 134
7.1.5   Bakteriostase und Bakterizidie................ 135
7.1.6   Schlußfolgerung 136
7.2   Antibiotikaauswahl
        zur Empfindlichkeitstestung.................. 136

8   Interne und externe Qualitätskontrolle........... 142

**9   Bezugsquellen für Labormaterial, Nährmedien,
         Reagenzien................................ 143**

10   Literatur 154

11   Sachverzeichnis............................ 160

Mitarbeiter

Prof. Dr. med. Hartwig Wilhelm Bauer
Urologische Praxis
Maximilianstr. 31, 80539 München
Tel.: 089/22 00 51, Fax: 089/2289 653

Dr. rer. nat. Guido Beyaert
Mikrobiologe, Diag. Wiss. Seminare – Beratungen
Postfach 1148, 69191 Schriesheim
Tel.: 06203/62 92 5, Fax: 06203/63 111

Prof. Dr. med. Karl-Heinz Bichler
Direktor der Urolog. Univ. Klinik
Hoppe-Seyler-Str. 3, 72076 Tübingen
Tel.: 07071/29 66 13, Fax: 07071/29 50 92

Dr. med. Holger Blenk
Gemeinschaftspraxis für Labormedizin und Mikrobiologie
Rohrmannstr. 12, 90429 Nürnberg
Tel.: 0911/92 91 0, Fax: 0911/92 91 110

Dipl. Biol. Thomas Bootz
BIWITEC
Clarenbachstr. 221a, 50931 Köln
Tel.: 0221/4 06 01 01, Fax: 0221/4 06 01 01

Prof. Dr. med. Peter Brühl
Leiter des Schwerpunktes Kinderurologie
der Universität
Klinik und Poliklinik für Urologie
der Universität
Sigmund-Freud-Str. 25, 53105 Bonn
Tel.: 0228/2 87 41 86, Fax: 0228/2 87 42 85

Prof. Dr. med. Alfons G. Hofstetter
Direktor der Urolog. Univ. Klinik und Poliklinik,
Leiter des AK Infektiologie
Klinikum Großhadern und Innenstadt
Marchioninistr. 15, 81377 München
Tel.: 089/70 95 2971, Fax: 0228/70 95 8890

Prof. Dr. med. Rolf Hubmann
em. Chefarzt der Urolog. Abtlg., Khs. St. Georg
Eckerkamp 57, 22391 Hamburg
Tel.: 040/24 88 2242, Fax: 040/23 44 2458

Dr. med. Martin Ludwig
Urolog. Univ. Klinik Gießen
Klinikstr. 29, 35385 Gießen
Tel.: 0641/70 27 631, Fax: 0641/70 27 635

Prof. Dr. med. Kurt G. Naber
Chefarzt der Urolog. Klinik, Elisabeth-Khs.
Schulgasse 20, 94315 Straubing
Tel.: 09421/71 01 700, Fax: 09421/71 02 70

Dr. med. Karl-Heinz Rothenberger
Chefarzt der Urolog. Klinik, Klinikum Landshut
Robert-Koch-Str. 1, 84034 Landshut
Tel.: 0871/69 83 390, Fax: 0871/69 83 465

MR Dr. med. Gernot Stadie
Chefarzt der Urolog. Klinik, Klinikum Gera
Straße des Friedens 122, 07548 Gera
Tel.: 0365/82 87 250, Fax: 0365/82 87 295

PD Dr. med. Ulrich Thiel
OA der Urolog. Klinik, Klinikum Berlin-Buch
Hobrechtsfelder Chaussee 96, 13125 Berlin
Tel.: 030/34 00 112

Dr. med. Winfried Vahlensieck jr.
Chefarzt der Urologischen Abteilung, Reha-Klinik Wildetal,
Mühlenstr. 8, 34537 Bad Wildungen-Reinhardshausen
Tel.: 05621/88 10 32, Fax: 05621/88 10 57

Prof. Dr. med. Wolfgang Weidner
Direktor der Urolog. Univ. Klinik Gießen
Klinikstr. 29, 35385 Gießen
Tel.: 0641/70 27 630, Fax: 0641/70 27 635

1 Gesetzliche Grundlagen zum Arbeiten mit Krankheitserregern im Praxislabor

Die gesetzlichen Vorschriften und Verordnungen über das Arbeiten und den Verkehr mit Krankheitserregern regelt das Bundesseuchengesetz (BSeuchG) vom 18.12.1979 mit seinem 4. Abschnitt „Vorschriften zur Verhütung übertragbarer Krankheiten", unter Kap. 4 „Arbeiten und Verkehr mit Krankheitserregern" mit seinen §§ 19–29.

Für die urologische Praxis sind ausschlaggebend die §§ 19–20. Hier heißt es folgendermaßen:

§ 19 (1)
Wer
1. die vermehrungsfähigen Erreger von Chagas-Krankheit, Cholera, Koczidioidomykose, Lepra, Milzbrand, Ornithose, Pest, Toxoplasmose, Tuberkulose, Tularämie oder Typhus,
2. die vermehrungsfähigen Erreger anderer auf den Menschen übertragbarer Krankheiten einschließlich der Geschlechtskrankheiten, ausgenommen Rotz, einführen, ausführen, sonst in den Geltungsbereich oder aus dem Geltungsbereich dieses Gesetzes verbringen, aufbewahren, abgeben oder mit ihnen arbeiten will, bedarf einer Erlaubnis der zuständigen Behörde.

§ 19 (2)
Als Arbeiten mit Krankheitserregern sind insbesondere anzusehen:
1. Versuche mit vermehrungsfähigen Krankheitserregern,
2. mikrobiologische und serologische Untersuchungen zur Feststellung übertragbarer Krankheiten,
3. Fortzüchtung von Krankheitserregern.

Der Gesetzgeber hat mit dieser Darstellung im BSeuchG ganz klar zwischen Krankheitserregern mit einem höheren Gefahrenrisiko (Gruppe 1) und solchen mit einem geringeren Infektionsrisiko (Gruppe 2) unterschieden. Während die Erreger der Gruppe 1 im § 19 im einzelnen aufgezählt sind, umfaßt die Gruppe der Mikroorganismen der Gruppe 2 alle Krankheitserreger, die in der Gruppe 1 nicht erwähnt sind, einschließlich der auf den Menschen übertragbaren Geschlechtskrankheiten.

In der urologischen Praxis wird in der Regel mit folgenden fakultativ pathogenen Mikroorganismen gearbeitet, die zur Gruppe 2 gehören:
- Enterobacteriaceen (E. coli, Proteus, Enterobacter, Klebsiella, Salmonella etc.)
- Pseudomonadaceen
- Gonokokken
- Staphylokokken

- Enterokokken
- Streptokokken
- Sproßpilzen.

Zu beachten ist allerdings, daß auch fakultativ pathogene Mikroorganismen Erreger meldepflichtiger Krankheiten wie Enteritis oder Meningitis sein können. Den Umgang mit diesen fakultativ pathogenen Erregern bezeichnete Albrecht (1982) als keineswegs risikolos, obwohl sie in den Empfehlungen des Bundesgesundheitsamtes (1981) als Erreger aufgeführt wurden, die mit mäßigem bzw. geringem Übertragungsrisiko behaftet sind.

Folgerichtig wird im § 19 BSeuchG zwischen obligat und fakultativ pathogenen Erregern *nicht* unterschieden (Albrecht 1984), und jedes Arbeiten mit Krankheitserregern ist demzufolge den Sicherheitsbestimmungen unterworfen.

Weiter heißt es im Bundesseuchengesetz:

§ 20 (1 und 2)
Der Erlaubnis zum Arbeiten mit den in § 19, Abs. 1, Nr. 2, bezeichneten Krankheitserregern sowie zu ihrer Aufbewahrung bedürfen nicht
1. Ärzte, Zahnärzte, Tierärzte, soweit sie sich auf diagnostische Untersuchungen oder therapeutische Maßnahmen *für die eigene Praxis beschränken.*
2. Wer Arbeiten im Sinne von Absatz 1 aufnehmen will, hat dies der zuständigen Behörde unter Angabe der Art und des Umfanges der beabsichtigten Arbeiten spätestens zwei Wochen *vor Aufnahme der Arbeiten* anzuzeigen. Ändern sich Art oder Umfang der Arbeiten, so ist dies der zuständigen Behörde innerhalb von zwei Wochen anzuzeigen.

§ 21
Der Erlaubnis nach § 19, Abs. 1, bedarf nicht, wer unter Aufsicht desjenigen, der eine Erlaubnis besitzt oder nach § 20 keiner Erlaubnis bedarf, tätig ist.

§ 22
(1) Die Erlaubnis ist zu versagen,
    1. wenn der Antragsteller
        a) die erforderliche Sachkenntnis nicht besitzt,
        b) sich als unzuverlässig in bezug auf die Tätigkeiten erwiesen hat, für deren Ausübung die Erlaubnis begehrt wird, oder
    2. wenn geeignete Räume oder Einrichtungen nicht vorhanden sind.
(2) Wenn der Antragsteller nicht selbst die Leitung der Tätigkeiten übernimmt, so darf bei ihm der Versagensgrund nach Absatz 1, Nr. 1, Buchstabe b, und dürfen bei den von ihm mit der Leitung beauftragten Personen die Versagensgründe nach Absatz 1, Nr. 1, nicht vorliegen. Bei juristischen Personen darf der Versagensgrund nach Absatz 1, Nr. 1, Buchstabe b, bei den nach Gesetz oder Satzung zur Vertretung berufenen Personen nicht vorliegen.
(3) Die erforderliche Sachkenntnis wird durch
    1. die Approbation oder Bestallung als Arzt, Zahnarzt, Tierarzt oder Apotheker oder den Abschluß eines naturwissenschaftlichen Hochschulstudiums und
    2. eine mindestens 3jährige Tätigkeit auf dem Gebiete der Mikrobiologie und Serologie nachgewiesen.
(4) Bei Antragstellern, die nicht die Approbation oder Bestallung als Arzt, Zahnarzt oder Tierarzt besitzen, ist die Erlaubnis auf die in § 19, Abs. 2, Nr. 1 und 3 bezeichneten Arbeiten zu beschränken. Im übrigen kann die Erlaubnis auf bestimmte Tätigkeiten und auf bestimmte Krankheitserreger beschränkt und mit Auflagen verbunden werden, soweit dies zur Verhütung übertragbarer Krankheiten erforderlich ist.

Von der *Anzeigepflicht* gegenüber der zuständigen Behörde vor Aufnahme mikrobiologischer Arbeiten, gibt es *keine* Ausnahme. *Schon der kulturelle Nachweis von Bakterien mittels agarbeschichteter Objektträger unterliegt dieser Anzeigepflicht.*

Jeder Arzt für Urologie darf also nach den Vorschriften des BSeuchG § 19, Abs. 1, Nr. 2 und § 20 Abs. 1, Nr. 1–2, die kulturelle mikrobiologische Diagnostik der risikoarmen

Mikroorganismen von seinen Patienten in der eigenen Praxis ausüben. Eine entsprechende Sachkenntnis auf dem Gebiet der klinischen Bakteriologie wird bereits durch die Approbation zum Arzt, darüber hinaus durch die Weiterbildung zum Facharzt für Urologie als gegeben angesehen.

Hierzu hat das Gesetz jedoch Einschränkungen vorgesehen, so heißt es weiter im Absatz 3:

§ 20 (3)
Die zuständige Behörde kann Arbeiten im Sinne von Absatz 1 untersagen, wenn
1. eine Person, die diese Arbeiten ausführt, sich bezüglich der nach Absatz 1 erlaubnisfreien Tätigkeiten als unzuverlässig erwiesen hat,
2. geeignete Räume oder Einrichtungen nicht vorhanden sind.

Die zuständige Gesundheitsbehörde oder das zuständige Gesundheitsamt kann also durchaus eine Überprüfung der Praxis, vor allem auch des bakteriologischen Labors, vornehmen und die Genehmigung zum Arbeiten mit Krankheitserregern versagen, vor allem, wenn geeignete Räume oder die hygienischen Voraussetzungen nicht vorhanden sind.

Besondere Problemfälle
Einer Erlaubnis zum Arbeiten bedarf jedoch aufgrund des § 19 Abs. 2, Nr. 3 derjenige Urologe, der *nicht nur* für die eigene Praxis Bakteriologie betreibt, sondern möglicherweise für Kollegen bakteriologische Untersuchungen durchführt. Diese Erlaubnis ist bei der zuständigen Bezirksregierung zu beantragen.

Eine solche Erlaubnis gemäß § 22 BSeuchG ist jedoch nicht nur an die Zuverlässigkeit des Antragstellers oder an geeignete Räume und Einrichtungen gebunden, sondern darüber hinaus gemäß § 22, Abs. 1, Nr. 1a, an die erforderliche, d. h. *gründlichere, erweiterte Sachkenntnis* geknüpft. Diese umfangreichere Sachkenntnis wird aber gemäß § 22, Abs. 3 *nicht* mit der Approbation zum Arzt oder durch die Weiterbildung zum Facharzt für Urologie als erfüllt angesehen, sondern erfordert gemäß § 22, Abs. 3, Nr. 2 den *Nachweis einer mindestens 3jährigen Tätigkeit auf dem Gebiet der Mikrobiologie und Serologie.* Über ein entsprechendes Zertifikat wird ein Urologe in der Regel *nicht* verfügen. Die Genehmigung zur Durchführung bakteriologischer Untersuchungen für andere Ärzte ist daher von der zuständigen Behörde zu versagen.

Diese Rechtsauffassung wird auch von anderen Kommentatoren des BSeuchG geteilt und ist in den amtlichen Anmerkungen des Gesetzes niedergelegt (Schumacher u. Mayn 1980). So gilt nur für den Facharzt für Mikrobiologie und für Laboratoriumsmedizin die Besonderheit, daß er zwar meist im Auftrag anderer Ärzte arbeitet, diese mikrobiologische Tätigkeit aber als für die eigene Praxis ausgeführt gilt. Folgerichtig muß für den Urologen eine bakteriologische Tätigkeit für eine andere als die eigene Praxis als nicht zum eigenen Fach gehörend und damit als praxisfremd angesehen werden und bedarf damit der Genehmigung. Ihre Erteilung ist jedoch zwangsläufig mit der umfangreichen Sachkenntnis gemäß § 22, Abs. 3, Nr. 2 verbunden.

Ein weiteres Problem

Es wird zwar in der urologischen Praxis vorwiegend nur mit Erregern der risikoarmen Gruppe 2 gearbeitet, jedoch ist bei der Untersuchung von Urin – auch mittels agarbeschichteter Objektträger – nicht mit Sicherheit ausgeschlossen, daß es zu einer Anzüchtung von Typhus- und Paratyphusbakterien kommt, die zur Gruppe 1 gehören. Daraus könnte man schließen, daß diese Tätigkeiten zu denjenigen zu rechnen sind, für die die Einholung einer Genehmigung erforderlich ist. Mit der Einholung der Erlaubnis wäre jedoch wiederum § 22, Abs. 3, Nr. 2, nämlich die mindestens 3jährige Tätigkeit auf dem Gebiet der Mikrobiologie und Serologie, als erforderliche Sachkenntnis verlangt.

Solche Schlußfolgerungen sind theoretisch und praxisfern, spiegeln aber die Unschärfen des Gesetzestextes wider und zeigen gewisse Rechtsunsicherheiten auf, die zur Zeit nicht mit letzter Konsequenz geklärt sind.

> **!** Dem Urologen ist daher zu empfehlen, bakteriologische Diagnostik nur für die eigene Praxis durchzuführen und diese Tätigkeit der zuständigen Behörde rechtzeitig anzuzeigen. Eine mikrobiologische Diagnostik für die eigenen Patienten in einem geeigneten, eigenen Praxislabor und unter Beachtung der hygienischen Voraussetzungen kann daher, wenn die mikrobiologischen Arbeiten standardisiert und sorgfältig betrieben werden und den von Urologen allgemein geübten Rahmen nicht überschreiten, als nicht mehr umstritten angesehen werden.

2 Laborinfrastruktur, -ausstattung und -hygiene

2.1
Infrastrukturelle Voraussetzungen

Das bakteriologische Praxislabor sollte eine Mindestgröße von etwa 3×4 m haben, d.h. etwa 12–15 m² groß sein. Dieses Raummaß sollte möglichst nicht unterschritten werden, da die Arbeitstische in der Regel eine Tiefe von 70–80 cm haben, um zu gewährleisten, daß Brutschränke auf diese Tische gestellt werden können. Aus Gründen der Unfallverhütung sollten die Geräte nicht in den Raum hineinragen (Abb. 1). Weiterhin sollte, wenn die Entsorgung im eigenen Labor durchgeführt wird, ein kleiner, separater Autoklavenraum mit der Größe 1×2 m eingerichtet werden (Abb. 2). Die Infrastruktur eines Praxislabors sollte darüber hinaus folgende grundsätzliche Voraussetzungen haben, um die hygienischen Anforderungen an eine ordnungsgemäße Desinfektion aller Flächen zu erfüllen:
- Fußboden: gefliest oder mit Kunststoff- bzw. Linoleumbelag
- Wände: gefliest oder Anstrich mit einer abwaschbaren bakteriziden Latexkunststoffarbe

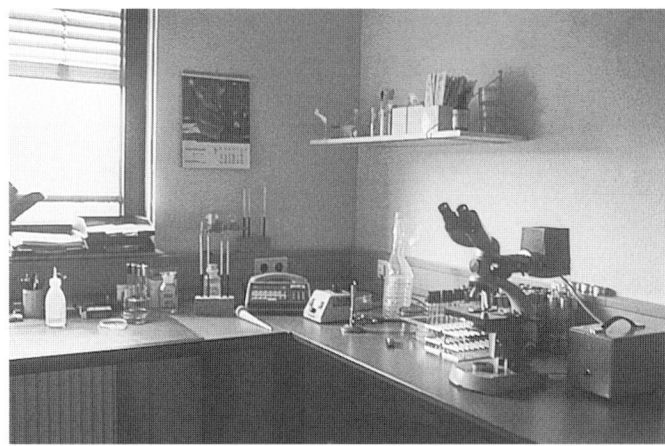

Abb. 1. Sinnvolle Laboreinteilung

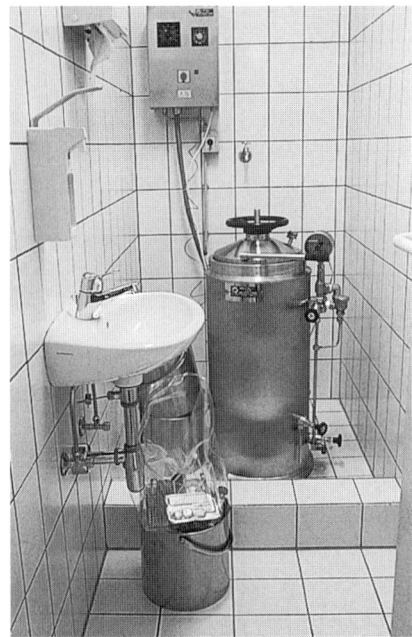

Abb. 2.   Separater Autoklavenraum im Labor

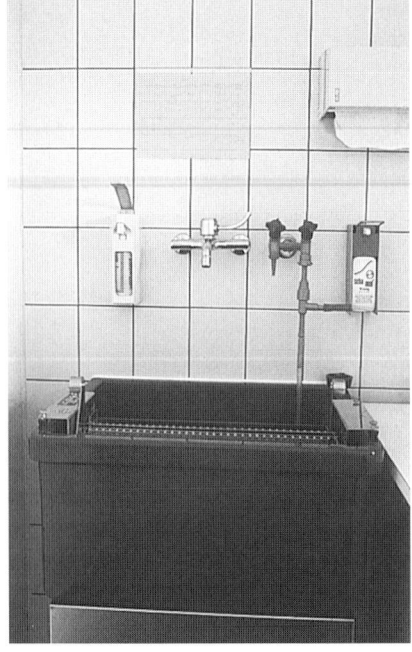

Abb. 3.   Beispiel Waschbecken im Labor

- Arbeitsflächen: kunststoffbeschichtete Arbeitsflächen mit Metall- oder kunststoffüberzogenen Standbeinen sind erforderlich
- Handwaschbecken oder Laborspülbeckenkombination: Das Waschbecken ist mit einer Einhebelwasserarmatur auszustatten. Darüber sollten Desinfektionsmittel- und Seifenspender mit Einhebelarmbedienung sowie ein Handtuchspender für Einmalpapiertücher angebracht werden (Abb. 3).

Erforderlich sind außerdem Außenlicht und eine gute, den Raum gleichmäßig ausleuchtende Deckenbeleuchtung durch Neonröhren sowie für den bakteriologischen Ableseplatz und den Arbeitsplatz je eine punktuelle Beleuchtung durch eine bewegliche Lampe. Die Tischflächen sollten in der Bakteriologie in einer dunklen Farbe gehalten sein (dunkelgrün, dunkelblau oder schwarz), da sich insbesondere Agglutinationsreaktionen, z.B. die Koagulasereaktion bei Staphylokokken, wesentlich besser über einer dunklen Tischfläche als über einer weißen ablesen lassen.

2.2
Ausstattung des Praxislabors

Für eine ordnungsgemäße, mikrobiologische Arbeit sollte ein Praxislabor folgende Geräte enthalten:
- Laborspülbecken mit Kaltwasseranschluß, Wasserstrahlpumpe und eingelassener Färbebank (s. Abb. 3)
- 37 °C-Brutschrank mit ca. 50–80 l Innenraum
- Labortischzentrifuge oder eine entsprechende Untertischzentrifuge
- Stadtgasanschluß oder Propangasflasche mit Druckminderer und Verteiler für ein oder 2 Sicherheitsbunsenbrenner
- leistungsfähiges Mikroskop mit Dunkelfeld- oder Phasenkontrasteinrichtung mit folgenden Objektiven: ein 100×-Ölimmersionsobjektiv sowie ein 40×-Phasenkontrastobjektiv
- kleiner Autoklav mit ca. 30 oder 40 l Fassungsvermögen
- Reagenzglasgestelle aus Edelstahl oder autoklavierbarem Kunststoff
- Autoklaven- oder Desinfektionseimer aus Edelstahl
- elektronische Schnellwaage (Eichgesetz beachten!)
- Kühlschrank, 200–300 l (4–8 °C) mit Tiefkühlfach (−15 °C bis −20 °C)
- 1–2 Dispenser für die Resistenzbestimmung
- 2 Arbeitsplatzleuchten
- Kolbenhubpipetten mit fester oder variabler Einstellung 10 µl, 50 µl, 100 µl, 200 µl und 500 µl. Platinösen mit Ständer (vor allem kalibrierte 10-µl-Ösen)
- Schüttelmixer
- Sprechanlage oder eigener Telefonnebenanschluß
- falls eigene Nährböden gekocht werden: Heizplatte mit Magnetrühreinrichtung; 2 Dosierspritzen
- 2 Zählkammern nach Fuchs-Rosenthal

- Pipettierhilfen zum Pipettieren infektiöser oder toxischer Materialien, z. B. Peleus-Ball
- eine Wasserstrahlpumpe oder eine entsprechende elektrisch betriebene Saugpumpe.

Neben dieser Geräteausstattung ist eine Anzahl von Verbrauchsmaterialien für die Erstausstattung erforderlich.

2.3
Hygienische Bedingungen im Labor

2.3.1
Desinfektion und Reinigung

Für die Durchführung einer ordnungsgemäßen Desinfektion ist es Vorschrift, einen Desinfektionsplan für das Labor- und Reinigungspersonal gut sichtbar (z. B. über dem Laborwaschbecken) auszuhängen, um damit das Personal jederzeit an die Einhaltung der Hygienevorschriften zu erinnern. Dieser Plan sollte folgende Punkte regeln:
- Händedesinfektion
- Fußbodendesinfektion (Scheuerdesinfektion)
- Desinfektion von Arbeitsflächen
- Desinfektion von Geräten und Materialien.

Zur Desinfektion sollten nur Präparate verwendet werden, die in die Liste der vom Bundesgesundheitsamt geprüften und anerkannten Desinfektionsmittel aufgenommen wurden. Welche Mittel das sind, kann in der Regel vom ortsansässigen Ärzteversorger erfahren werden.
   Die Durchführung der Reinigungs- und Desinfektionsarbeiten obliegt am eigenen Arbeitsplatz der medizinisch-technischen Assistentin oder Arzthelferin, d. h. für die Sauberkeit der Tischflächen und des Waschbeckens sollte in der Regel die MTA oder die Laborantin zuständig sein. Fußböden und Schränke sollen und können ohne Gefahr durch das Reinigungspersonal der Praxis versorgt werden.

2.3.2
Entsorgung

Die in der Mikrobiologie anfallenden bakteriologischen und mykologischen Kulturmedien und kontaminierten Materialien wie Röhrchen, Pipetten, Einmalartikel etc. müssen ordnungsgemäß dekontaminiert bzw. vernichtet werden. Hierzu hat das Bundesgesundheitsamt im Bundesgesundheitsblatt Nr. 25 vom Februar 1982 folgende Mittel und Verfahren für die Entseuchung gemäß BSeuchG, § 10 c veröffentlicht, wobei im folgenden das mikrobiologische Spektrum für die urologische Praxis berücksichtigt wurde:

Die Dekontaminationsverfahren in der urologischen Praxis gehören danach vorwiegend zur Kategorie A, d. h. sie sind zur Abtötung von vegetativen bakteriellen Erregern einschließlich Mykobakterien sowie von Pilzen einschließlich Pilzsporen geeignet. Evtl. zählen sie noch zur Kategorie B, die eine Inaktivierung von Viren einschließt (z. B. Zytomegalie). Dafür eignen sich im wesentlichen 3 Verfahren:

- die Dampfsterilisation im Autoklaven (1 h bei 124 °C)
- die Verbrennung
- die Desinfektion von Ausscheidungen mit chemischen Mitteln.

Für die Entsorgung bakteriologischer Platten kommen dabei in erster Linie die Dampfsterilisation im Autoklaven oder der Abtransport zu einer Verbrennungsanlage in Frage. Die chemische Desinfektion ist, wenn sie ordnungsgemäß durchgeführt wird, zu aufwendig und unrentabel. Die Anschaffung eines Autoklaven ist teuer (ca. DM 10 000,– inkl. Installation) und erfordert einen kleinen Extraraum (vgl. Kap. 2.1, Abb. 2), in dem der Autoklav aufgestellt wird. Kleinstautoklaven, wie sie z. B. für die Instrumentensterilisation benutzt werden, sind in der Regel für die bakteriologische Entsorgung wegen der anfallenden Mengen an Material und Nährbodenplatten nicht geeignet.

Ein anderer gangbarer Weg ist die Sammlung des bakteriologischen Abfalls und der Abtransport zu einer entsprechenden Verbrennungseinrichtung, z. B. in Krankenhäusern oder der städtischen Müllabfuhr. Dafür sind feste Autoklavenbeutel erforderlich, die wiederum in einen etwas größeren Plastikbeutel gesteckt werden, welcher in einen verschließbaren Plastik- oder Metallcontainer eingebracht werden muß, um einen sicheren Transport zu gewährleisten. Der Müll ist als Sondermüll zu deklarieren.

> **!** Es ist nicht statthaft und als Verstoß gegen das Bundesseuchengesetz zu werten, wenn kontaminiertes Material, z. B. Reagenzröhrchen oder bakteriologische Kulturen, ohne ausreichende Dekontamination (z. B. durch Autoklavieren) in den Hausmüll gegeben werden.

In diesem Zusammenhang wird daran erinnert, daß auch die Praxiswäsche in gesonderten Plastikbeuteln in der Praxis gesammelt werden muß, um sie dann an eine Wäscherei abzugeben, die Krankenhaus- oder Praxiswäsche gemäß den Vorschriften für die Wäschedesinfektion bearbeitet.

Entsorgungs- und Sterilisationsprotokolle, Sporenprobe
Wenn der bakteriologische Abfall nicht durch Autoklavieren sterilisiert wird, so ist über die Sondermüllentsorgung ein Protokollbuch zu führen, aus dem das Datum der Entsorgung, die Menge, das Transportmittel und die Entsorgungseinrichtung zu entnehmen sind. Zweckmäßigerweise läßt man sich die Abgabe an der Entsorgungseinrichtung, z. B. einer Verbrennungseinrichtung im Krankenhaus, quittieren. In gleicher Weise verfährt man auch mit anderen Sondermüllentsorgungen, wie z. B. bei Lösungsmitteln, Färbelösungen oder sonstigen Chemikalien, die nicht in die städtischen Abwässer gegeben werden dürfen.

Wählt man den Weg der Autoklavierung des bakteriologischen Abfalls, so ist daran zu erinnern, daß Funktionsfähigkeit und Betriebssicherheit der Autoklaven durch regelmäßige Wartungsdienste (1–2mal/Jahr) durch einen autorisierten Fachbetrieb sicherzustellen sind. Darüber hinaus ist die Sterilisierleistung das Autoklaven mit Hilfe von Sporenpäckchen mindestens 1–2mal im Jahr zu überprüfen, wobei die Auswertung dieser Sterilisationsprüfungen durch eine autorisierte örtliche Dienststelle (z. B. das zuständige Medizinaluntersuchungsamt) vorgenommen werden muß. Es wird aber empfohlen, die Sterilisierleistung des Autoklaven im eigenen Interesse in monatlichem Abstand zu überprüfen, indem man *neben* den beiden Pflichtüberprüfungen regelmäßig sog. Sterilisationsindikatoren (z. B. Autoklavenband) bei den Sterilisationsvorgängen mitführt. Über die Pflichtsterilisationen ist ebenfalls ein Protokollbuch anzulegen. Es wird empfohlen, auch die jeweiligen freiwilligen monatlichen Sterilisationskontrollen zu dokumentieren.

2.3.3
Hygienische Unterweisung des Personals

Die wichtigste Voraussetzung für ordnungsgemäßes Arbeiten mit Krankheitserregern ist jedoch die hygienische Disziplin des Personals, das deshalb vom verantwortlichen Arzt gründlich eingewiesen und überwacht werden muß. Wenigstens einmal im Jahr sollte diese Hygieneunterweisung wiederholt werden. Neu eingestelltes Personal sollte gleich zum Arbeitsbeginn ausführlich und umfassend instruiert werden. Die Unterweisung des Personals sollte folgende Punkte umfassen:
- Verbot des Rauchens, Trinkens und Essens im Praxislabor und Autoklavierraum.
- Das Tragen von Schutzkleidung.
- Regelmäßige Händedesinfektion vor Verlassen des Praxislabors, auch wenn der Arbeitsplatz nur zum Telefonieren verlassen wird, deshalb empfiehlt sich eine eigene Telefonnebenstellenanlage und/oder eine Sprechanlage, damit das Laborpersonal nicht jedesmal durch erforderliche Desinfektionsmaßnahmen seine Arbeit unterbrechen muß, wenn es zum Telefon gerufen wird.
- Einweisung in die notwendigen Händedesinfektionsmaßnahmen sowie Desinfektion und Säuberung des eigenen Arbeitsplatzes.
- Reinigung der Arbeitsflächen, wenn keimhaltiges Material verschüttet wurde (mit Incidin-Spray).
- Getrennte Aufbewahrungsorte für Laborschutzkleidung und Straßenkleidung.
- Aufklärung über die potentielle Infektiösität von Untersuchungsmaterialien, z. B. Urin und Ejakulat, die z. B. Hepatitis-B-Virus, HIV und andere Krankheitserreger enthalten können.
- Verbot, auf Bleistiften, Kugelschreibern und sonstigen Geräten, die im Labor genutzt werden, zu kauen oder zu lutschen.

- Das Haar sollte kurz oder zurückgebunden, die Fingernägel sollten kurz geschnitten sein.
- Verbot des ungeschützten Pipettierens von infektiösen oder toxischen Flüssigkeiten mit dem Mund. Hinweis auf die vorhandenen Pipettierhilfen, gestopfte Pipetten oder *Automatikpipetten*.
- Einweisung in die Unfallverhütungsvorschriften bei Arbeiten mit elektrischen Geräten, bei Verschütten von Flüssigkeiten (Rutschgefahr) und Säuren, bei Verletzungen etc.
- Dokumentationspflicht. Erfahrungsgemäß werden Laborinfektionen, aber auch Laborunfälle, nur wirksam verhindert, wenn der verantwortliche Arzt diese Grundrichtlinien konsequent überwacht und entsprechende Belehrungen mindestens einmal im Jahr wiederholt.

3 Gewinnung von Untersuchungsmaterialien

3.1
Vorbemerkungen

Die Harnwege des gesunden Menschen sind mit Ausnahme der Urethra normalerweise frei von Mikroorganismen. Die vordere Urethra ist physiologischerweise mit einer Reihe von Bakterien (vor allem mit Staphylococcus epidermidis, vergrünenden Streptokokken, apathogenen Corynebakterien, Enterokokken und hin und wieder auch mit E. coli, Proteus, Enterobacter sowie Anaerobiern aus der Gruppe der Bacteroidaceen, Peptokokken und Peptostreptokokken) besiedelt. Bei der Frau finden sich darüber hinaus als Repräsentanten der physiologischen Vaginalflora vor allem Laktobazillen. Nicht zur physiologischen Standortflora des Urogenitaltrakts gehören in der Regel Pseudomonas aeruginosa, die Klebsiellagruppe und Gruppe-A bzw. -C-Streptokokken. Bei einer Infektion der Harnwege kann ein einzelner Abschnitt des Urogenitaltraktes, z.B. die Urethra, die Prostata, die Harnblase oder die Nieren, isoliert oder aber der gesamte Urogenitaltrakt (UGT) von Mikroorganismen befallen sein.

Die Kenntnis der meist in geringen Keimzahlen vorkommenden physiologischen Standortflora des männlichen und weiblichen UGT ist eine unabdingbare Voraussetzung für die Beurteilung quantitativer bakteriologischer Untersuchungen von Urin, Prostatasekret, Ejakulat, Urethral- oder Vaginalabstrichmaterial.

Grundsätzlich dürfen für mikrobiologische Untersuchungen nur verschließbare, sterile Auffanggefäße Verwendung finden. Sie sollten eine ausreichend weite Öffnung besitzen. Bei Verschluß des Gefäßes darf der Gefäßrand und die Deckelinnenseite nicht berührt werden.
Neben einer optimalen Probengewinnung ist es für die quantitative bakteriologische Untersuchung auf Mikroorganismen eine weitere Voraussetzung, daß die Untersuchungsmaterialien umgehend verarbeitet werden, bevor eine Keimvermehrung einsetzt.

Diese Voraussetzungen sind in der Regel erfüllt, wenn die Bakteriologie in der eigenen Praxis durchgeführt wird. Dennoch wird nochmals darauf hingewiesen, die frisch gewonnenen Materialien möglichst sofort zu verarbeiten, oder, wenn hierzu aufgrund der Praxisorganisation keine Zeit besteht, diese sofort im Kühlschrank bei 4–8 °C zu lagern. Diese Maßnahme gilt auch für Proben, die aus verschiedenen Gründen, z. B. zum Nachweis spezieller Erreger wie Mykoplasmen, Chlamydien oder Gardnerellen, in ein auswärtiges Labor transportiert werden.

3.2
Uringewinnung

Für die mikrobiologische Untersuchung des Harns kommen die erste Urinportion, der Mittelstrahl-, Katheter-, Exprimat- und Blasenpunktionsurin in Betracht (Hofstetter u. Eisenberger 1996, Hofstetter 1991, Hofstetter 1990). Die folgenden Richtlinien für die Probengewinnung basieren auf den Empfehlungen von Burkhardt (1983) im Auftrag der Deutschen Gesellschaft für Hygiene und Mikrobiologie.

3.2.1
Mittelstrahlurin

Für die Diagnostik von bakteriellen Infektionen der Harnblase und oberen Harnwege gilt der *Mittelstrahlurin* als Untersuchungsmaterial der 1. Wahl. Das Prinzip ist, daß nach Freispülen der Harnröhre durch die erste Urinportion der nichtkontaminierte Harnblasenurin zur Untersuchung kommt:
- *Mann*
  - Zurückstreifen der Vorhaut.
  - Reinigen der Eichel mit warmem Wasser, kein Desinfektionsmittel.
  - Nach Einsetzen der Miktion Auffangen der Probe aus dem vollen Strahl heraus.
- *Frau* (ggf. bei immobilen Frauen eine Hilfsperson notwendig)
  - Spreizen der Labien.
  - Reinigen des Introitus und der Harnröhrenöffnung mit warmem Wasser von vorne nach hinten.
  - Nach Einsetzen der Miktion Auffangen der Probe aus dem vollen Strahl heraus.

Der Mittelstrahlurin stellt besonders bei Männern das geeignete Untersuchungsmaterial dar. Jedoch trifft dies nicht bei Phimose zu, da nur bei zurückgeschobenem Präputium eine kontaminationsarme Probe zu gewinnen ist. Aber auch bei Frauen ist ein lege artis entnommener Mittelstrahlurin aussagekräftig. Hierbei ist auf eine sorgfältige Technik analog zu den „Verfahrensrichtlinien für Harnwegsinfektionen" der DGHM 1996 zu achten.

Am besten geeignet ist der konzentrierte, saure Morgenurin, da in ihm die Bakterienzahlen am höchsten sind. Zurückhaltung bei der quantitativen Bewertung der Keimzahlen ist dann geboten, wenn die letzte Miktion weniger als 3 h zurücklag und nach übermäßiger Flüssigkeitszufuhr oder Einnahme diuretisch wirksamer Substanzen, die zu einem Verdünnungseffekt des Urins führen. Vorausgegangene körperliche Belastungen, die eine Proteinurie und Hämaturie hervorrufen können, sollten vermieden werden.

3.2.2
Katheterurin

Die Gewinnung von Katheterurin sollte v. a. beim Mann für mikrobiologische Fragestellungen in der Regel nicht durchgeführt werden. Dabei sollten die folgenden Modalitäten sorgfältig eingehalten werden:
- *Mann*
  - Desinfektion der Glans.
  - Ausreichende Instillation eines sterilen Gleitmittels mit Lokalanästhetikum (z. B. Instillagel, Farco Pharma, Köln) in die Harnröhre.
  - Legen eines sterilen Einmalkatheters mittleren Kalibers (12–16 Charr) unter aseptischen Kautelen.
  - Nach Verwerfen der ersten 10 ml Urin Füllen des Probengefäßes.
- *Frau*
  - Spreizen der Vulva und Desinfektion des Introitus von vorne nach hinten.
  - Legen eines sterilen Einmalkatheters mittleren Kalibers (12–16 Charr) unter aseptischen Kautelen, wobei der Einmalkatheter vorher mit wenig Gleitmittel benetzt wird.
  - Nach Verwerfen der ersten 10 ml Füllen des Probengefäßes.

3.2.3
Blasenpunktionsurin

Auch der Blasenpunktionsurin bleibt bestimmten seltenen Fragestellungen vorbehalten, kann aber besonders bei Frauen zur Abklärung von HWI notwendig sein.
- Suprapubische Blasenpunktion mit 10 cm langer Nadel (ggf. nach Lokalanästhesie) nach Hautdesinfektion
- Aspirieren des Urins in steriler Spritze.

Kontraindikationen zur Blasenpunktion sind:
- Gerinnungsstörungen (Marcumar!)
- vorausgegangene Unterbauchlaparotomien
- Blasentumorerkrankung
- nicht ausreichend gefüllte Harnblase (Palpation, Sonographie).

3.2.4
Urinuntersuchung bei Harndauerableitungen

Viele der Ableitungssysteme haben eine vorbereitete Punktionsstelle, die desinfiziert werden soll. Der Urin wird anschließend durch Punktion mit einer Spritze aus dem entsprechenden Schlauchabschnitt aspiriert. Bei leerer Harnblase sollte der Schlauch vorher ca. $1/2$ h abgeklemmt werden.

Sollte das verwendete Ableitungssystem keine Punktionsstelle haben, muß dekonnektiert werden. Die ersten Tropfen Urin sollten verworfen und der Harn erst dann in einem sterilen Gefäß aufgefangen werden. Bei erneutem Anschließen des Katheters an den Beutel nach vorheriger Desinfektion muß gewährleistet sein, daß der Konus nicht erneut mit der unsterilen Umgebung in Berührung kommt. Eine vorherige Sprühdesinfektion ist notwendig. Derartige nicht geschlossene Systeme sollten allerdings möglichst nicht verwendet werden, da die Gefahr der iatrogenen Harnwegsinfektion sehr groß ist.

3.2.5
Urinauffangbeutel

Bei Säuglingen und Kleinkindern ist zwar das Auffangen des Urins aus dem vollen Strahl durch die Mutter die beste Methode. Sollte dies jedoch nicht möglich sein, können sterile Klebebeutel zum Auffangen des Urins verwendet werden. Die Haut wird vorher gereinigt, eine Desinfektion sollte nicht erfolgen, erhebliche Kontaminationsmöglichkeiten sind gegeben.

3.3
Materialgewinnung bei Infektionen der Genitalien und der Adnexorgane

3.3.1
Erste Urinportion

Für die Diagnostik der Infektionen der Urethra ist die Untersuchung der ersten Urinportion (ca. 10 ml) notwendig. So ist die Nativuntersuchung auf

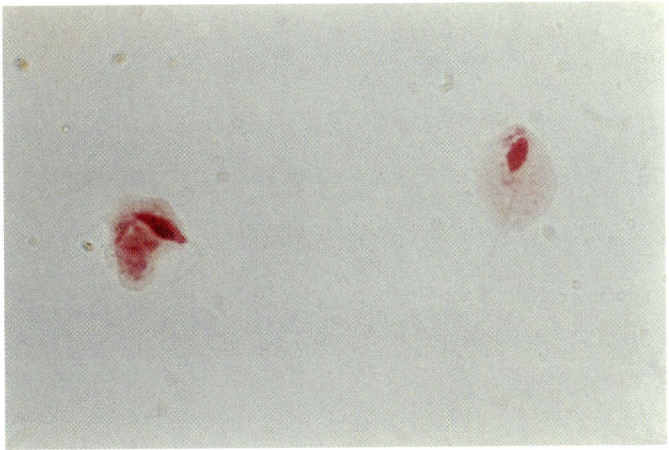

Abb. 4.   Trichomonaden im Primärharn (Vergr. 400:1, Gram-Färbung)

Trichomonaden beim Mann sehr gut aus der ersten Urinportion durchzuführen (Abb. 4). Darüber hinaus kann die Untersuchung auf Leukozyten in der ersten Urinportion entscheidende Hinweise auf die Lokalisation des entzündlichen Prozesses geben. Vergleicht man die Ergebnisse der ersten Urinportion mit den Befunden des Mittelstrahlurins, des Prostataexprimats, des Exprimaturins und des Ejakulats, gelingt häufig eine Lokalisation des Entzündungsprozesses (s. Abschn. 3.3.3). Da bei der chronischen Urethritis der Fluor urethralis fehlt, muß die Untersuchung des Ersturins auf Leukozyten zur Diagnosefindung herangezogen werden.

3.3.2
Urethralabstrich beim Mann

Die letzte Miktion sollte möglichst 2–3 h zurückliegen. Vor der Abstrichentnahme empfiehlt sich durch Ausstreifen der Harnröhre von hinten nach vorne Sekret aus den hinteren Harnröhrenabschnitten nach vorne zu befördern. Aus einer Tiefe von 2–4 cm wird Sekretmaterial mit einer kalibrierten Platin- oder Plastiköse oder einem dünnen Nasopharyngealtupfer in ein entsprechendes Transportmedium gegeben oder besser unmittelbar auf die entsprechenden Nährmedien ausgestrichen. Tupfermaterial und Träger dürfen keinen Einfluß auf das Wachstum der Erreger haben.

3.3.3
4-Gläserprobe mit Prostataexprimat (Abb. 5)

In der klassischen 4-Gläserprobe nach *Meares u. Stamey* wird nach Zurückstreifen der Vorhaut und Reinigung der Eichel (s. oben) die erste Urinportion von etwa 10 ml (pathologische Beimengungen geben Hinweise auf die Harnröhre als Ursprung) aufgefangen, danach als 2. Probe der Mittelstrahlurin. Der Harn soll aus dem freien Strahl aufgefangen werden (pathologische Beimengungen geben Hinweise auf die Blase oder den oberen Harntrakt als Ursprung). Nach der 2. Urinportion wird durch Massage der Prostata als 3. Probe Exprimat zur Untersuchung gewonnen. Die Vorhaut muß während der gesamten Untersuchung zurückgestreift bleiben. Andernfalls muß eine erneute Reinigung der Eichel vorgenommen werden. Vor der Gewinnung des Prostataexprimats muß die Eichel trocken sein bzw. mit einer sterilen Kompresse abgetrocknet werden, damit das Prostatasekret nicht so leicht nach der Seite abfließen kann.

Das Prinzip der Prostatamassage besteht darin, die Prostata vom Rektum aus mit der Zeigefingerkuppe zu komprimieren und das Prostatasekret in die hintere Harnröhre zu pressen. Hierzu streicht man bei der rektalen Untersuchung des über eine Liege nach vorne übergebeugten, stehenden Patienten beide Prostatalappen von lateral nach medial in 4–5 von proximal nach distal gelegenen Strichen aus. Zum Schluß wird der Sulkus zwischen den beiden Prostatalappen von basal nach apikal ausgestrichen, um das

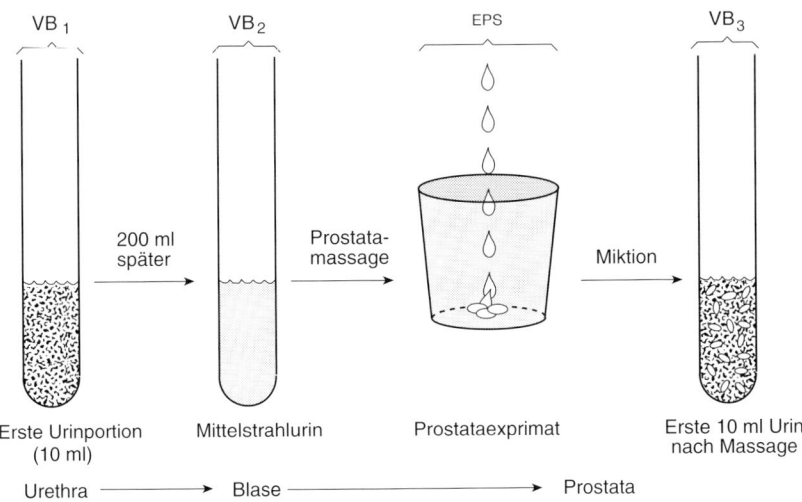

Abb. 5.   4-Gläserprobe. (Nach Meares u. Stamey)

Sekret aus der hinteren Harnröhre nach distal steril in die vordere Harn-röhre zu befördern. Das Sekret kann dabei in ein weit geöffnetes Gefäß, das knapp unterhalb des Meatus gehalten wird, abtropfen. Entleert sich dabei noch kein Sekret aus der Harnröhre, so streicht man bei jetzt liegendem Patienten den Penis von proximal nach distal aus. Das sich aus der Harn-röhre entleerende Prostatasekret wird direkt am Meatus urethrae mit einer kalibrierten Öse abgenommen und in ein Transportmedium gegeben, das auch die Anzucht von empfindlichen Erregern wie Mykoplasmen (Abb. 6) ermöglicht.

Vom Exprimat sollte ein Nativpräparat und ein gefärbtes Präparat (Gram- oder Methylenblau) angefertigt werden. Das Nativpräparat wird mit einem Deckglas versehen und bei 100facher Vergrößerung durchgemu-stert. Das Auszählen der Zellen erfolgt im Phasenkontrastmikroskop bei 1000facher Vergrößerung. Eine Leukozytenzahl von ≥10 Leukozyten pro Gesichtsfeld bei 1000facher Vergrößerung gilt als verdächtig, >20 Leukozy-ten als pathologisch. Die Leukozytenzahl kann auch in der Fuchs-Rosen-thal-Kammer ausgezählt werden. 300 Leukozyten/µl gelten als verdächtig, >1000 Leukozyten/µl als pathologisch (Ludvik 1964). Falls genügend Mate-rial vorhanden ist, sollte eine Bestimmung des pH-Werts erfolgen, da eine pH-Verschiebung des Prostatasekrets in den alkalischen Bereich als Hin-weis auf eine Entzündung gewertet werden kann (Normal: pH 6,7–7,2; Pro-statitis 7,2–8,2). Nach Exprimatabnahme erfolgt mit einem kleinen Naso-pharyngealtupfer der Abstrich aus der Harnröhre zum Direktnachweis von Chlamydien (Abb. 7). Bei fehlendem Exprimat muß man sich auf einen ca. 5 cm tiefen Harnröhrenabstrich nach der Prostatamassage beschränken. Danach erfolgt als 4. Probe die Gewinnung des Exprimaturins.

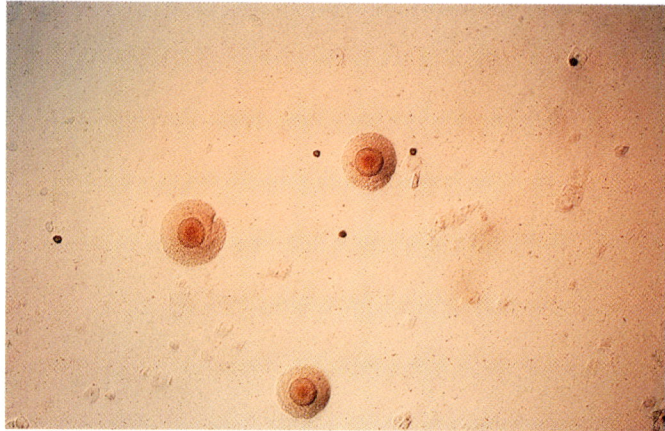

Abb. 6. Mykoplasmenkultur („Spiegeleier" – Mykoplasmen, kleine Kulturen – Ureaplasmen) (Vergr. 100:1)

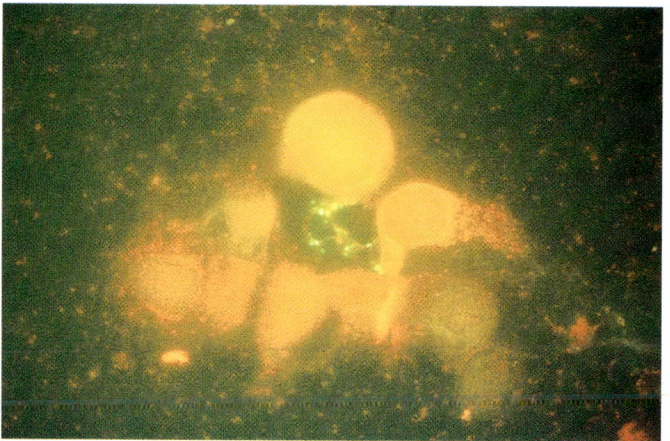

Abb. 7. Chlamydien-IFT (grün fluoreszierende Chlamydien)

3.3.4
Exprimaturin

Im Anschluß an die Prostatamassage und Entnahme des Exprimats bzw. der Abstriche aus der Harnröhrenmündung erfolgt eine weitere Urinabgabe von ca. 10 ml bei zurückgestreiftem Präputium (Exprimaturin). Dabei wird das bei der Massage in die hintere Harnröhre ausgetretene Prostatasekret durch die Miktion ausgeschwemmt. Als verdächtig gelten >4 Leukozyten/ GF bei 400facher Vergrößerung, und ≥10 Leukozyten/GF sind sicher pathologisch. Untersucht wird der Urin nach Zentrifugation (5 min, 100 g), Voraussetzung sind leukozytenfreier Erst- und Mittelstrahlurin.

3.3.5
Ejakulat

Das Ejakulat, das nur nach vorherigem Urinieren gewonnen werden sollte, erlaubt quantitative Aussagen über Entzündungsparameter und Keimzahlen in Prostata, Glandulae vesiculosae und Epididymides. Außer den Sekretanteilen aus den Anhangsorganen werden darüber hinaus beim Ejakulationsvorgang auch die Cowper- und Littré-Drüsen der Urethra posterior entleert (Henke u. Döpfmer 1960). Das Ejakulat läßt sich bei Männern in der Regel ohne Probleme durch Masturbation gewinnen.

Für die quantitative und funktionelle Analyse des Ejakulats ist eine 5tägige Karenz Voraussetzung. Zur ausschließlichen Analyse des Ejakulats auf Entzündungsparameter ist diese Karenz nicht erforderlich.

Die Reinigungsvorschriften der Glans penis sind die gleichen wie bei der Exprimat- und Mittelstrahluringewinnung. Das Auffangen des Ejakulats erfolgt ebenfalls in sterilen Einwegbechern oder breiten Röhrchen, die Weiterverarbeitung nach der Verflüssigung des Ejakulats (20–30 min nach Ejukalation). Nachteilig ist die fehlende Lokalisationsmöglichkeit der Entzündung bei Ejakulatuntersuchungen.

Zur Untersuchung und Analyse des Ejakulats wurden von der WHO Vorschriften veröffentlicht, auf deren Einhaltung genau zu achten ist (WHO 1992).

3.3.6
Analabstrich

Für die Diagnostik der Gonorrhoe, der Chlamydien und auch von Pilzinfektionen, insbesondere bei Frauen oder homo- und bisexuellen Männern, empfiehlt sich neben dem Harnröhrenabstrich auch ein Abstrich aus dem Analring, der mit einem Watteträger entnommen wird. Der Abstrichtupfer sollte sofort auf entsprechende Nährmedien, z.B. Kochblutplatte mit Antibiotikazusatz, ausgestrichen oder, wenn er in ein Fachlabor transportiert wird, in ein entsprechendes Transportmedium (s. Abschn. 5.2) eingebracht werden.

3.3.7
Urethralabstrich bei der Frau

Vor der Abstrichentnahme sollte etwa 3 h keine Harnblasenentleerung erfolgen. Gegebenenfalls vorhandenes Sekret sollte abgetupft, ein steriler Tupfer ca. 2 cm in die Urethra eingeführt und unter leichtem Druck gedreht werden, um Epithelzellen abzulösen. Anschließend wird der Tupfer in ein entsprechendes Transportmedium gegeben oder gleich auf die definierten Nährmedien (s. Abschn. 5.2) ausgestrichen.

3.3.8
Vaginal- und Zervikalabstriche

Im Rahmen von Partneruntersuchungen bei sexuell übertragbaren Infektionen können Vaginal- und Zervikalabstriche erforderlich werden. Hierzu stellt man sich am besten mit einem sterilen OP-Spekulum die Cervix uteri ein, reinigt die Portiooberfläche mit einem Tupfer von Sekret und entnimmt mit einem Watteträger oder einer Cytobrush drehend etwa 1–2 cm tief aus dem Zervixkanal das Untersuchungsmaterial zum Nachweis von Gonokokken und Chlamydien. Mit 2–3 weiteren Abstrichtupfern wird dann mit Druck Material aus dem Receptabulum seminis und von der Vaginalwand entnommen, damit auch fest an der Zellwand haftende Erreger, z. B. Pilze, erfaßt werden. Alle Materialien sollten sofort in entsprechende Transportmedien eingebracht, sofort bei 4 °C gekühlt und innerhalb von 36 h in ein Speziallabor befördert werden.

3.3.9
Materialentnahme für den Nachweis von Mykobakterien und Wurmeiern

Mykobakterien
Die Verdachtsdiagnose *Urogenitaltuberkulose* kann nur durch den mikrobiologischen Erregernachweis gesichert werden. An 3 aufeinanderfolgenden Tagen muß hierzu jeweils 30–50 ml des konzentrierten *Morgenurins* gewonnen werden. Sammelurin ist wegen der Kontaminationsgefahr ungeeignet. *Ejakulat, Menstruationsblut oder Eiter* sollten *nie* mit einem Watteträger, sondern immer mit einer Spritze oder einem sterilen Röhrchen aufgenommen werden.

Die Verdachtsdiagnose kann auch histologisch aus *Harnblasen-, Prostata-, Hoden- oder Nebenhodenbiopsien* gestellt werden. Die Entnahme von Nebenhodenbiopsien verbietet sich allerdings aufgrund der durch die Punktion verursachten Obliteration von Nebenhodengängen mit konsekutiver obstruktiver Samentransportstörung. Ein Teil des entnommenen Gewebes sollte zur Bestätigung der Tb unfixiert und zum Schutz gegen Austrocknung mit 1 ml 0,9 %iger NaCl-Lösung befeuchtet zur mikrobiologischen Untersuchung eingesandt werden. Bei längerer Lagerung der Proben bis zur Verarbeitung müssen diese im Kühlschrank bei 4 °C gelagert werden. Der Urologe sollte auch an nichturologische Manifestationen der Tb denken und ggf. zusätzlich die Untersuchung, z. B. von Sputum, Magensaft oder Blutkulturen veranlassen.

Tb-Spezialfärbungen (Ziehl-Neelsen, Auramin) fallen bei der Urogenitaltuberkulose wegen häufig geringer Keimzahlen oft negativ aus. Das Auffinden von säurefesten Stäbchen im Färbepräparat des Urinsediments ist nicht beweisend, da im Urin auch apathogene Mykobakterien vorkommen. Vor allem die Smegmabakterien geben die gleichen Färbereaktionen, z. B. nach Kinyoun, Auramin oder Acridin-Orange. Von der DGHM wurde 1990 die routinemäßige Anfertigung von Färbepräparaten deshalb nicht befürwortet. Finden sich Destruktionen der Niere, eine sterile Pyurie und reichlich säurefeste Stäbchen in korrekt abgenommenem Urin, kann sofort mit der Behandlung begonnen werden. Die klassischen Kulturverfahren der Tb z.B. mittels Löwenstein – Jensen-Agar sind auch bei geringer Erregerkonzentration hochsensitive Nachweismethoden. Neue radiometrische Verfahren (Bactec-Flüssigkulturen) oder die Polymerasekettenreaktion (PCR) beschleunigen den Tb-Nachweis auf wenige Tage und haben den Tierversuch überflüssig gemacht (Brühl u. Walpert 1994). Notwendig ist danach noch eine Resistenzbestimmung gegen Tuberkulostatika der 1. und 2. Wahl.

Wurmeier

Im Urinsediment, vorzugsweise des Morgenurins, lassen sich folgende *Parasitenformen* finden (Piekarski 1987, Höfler 1992):

Parasit	Urologisches Leitsymptom	Im Urin nachweisbares Stadium	Geographische Verbreitung
Schistosoma haematobium	Hämaturie	Eier, auch Miracidien (s. Abb. 8)	Afrika, Madagaskar, Nahost (Südtürkei bis Iran)
Schistosoma mansoni	Hämaturie	Eier	Karibik, Südamerika, Afrika, Arabien (selten)
Schistosoma intercalatum	Hämaturie	Eier	Afrika (selten)
Trichomonas vaginalis	Urethritis, Prostatitis	Trophozoiten	weltweit
Wuchereria bancrofti	Chylurie, Hydrozele, Funikulitis	Mikrofilarien	Mittelamerika, Karibik, NO-Südamerika, trop. Afrika, S-Arabien, Indien, SO-Asien, China, Ozeanien
Onchocerca volvulus	–	Mikrofilarien	Mittelamerika, N-Südamerika, Jemen, tropisches Afrika
Dioctophyma renale	Hämaturie, Pyelonephritis	adulter Wurm, Eier	weltweit (ungewöhnlich)
Echinococcus granulosus	renale Hydatidenzyste	Protoscolices, Häkchen	weltweit (selten)
Paragonimus westermanni	renale Eigranulome	Eier	Fernost (selten) (V)
Fannia canicularis Callitroga, Sarcophaga	passagere Mikrohämaturie, Leukozyturie	Fliegenmaden	weltweit (ungewöhnlich) (V)
Enterobius vermicularis	–	Eier (Weibchen)	weltweit (V)
Amöben, Lamblien	–	Zysten	weltweit (V)
Hausstaubmilben	–	Larven	weltweit (V)

(V) = Verunreinigung

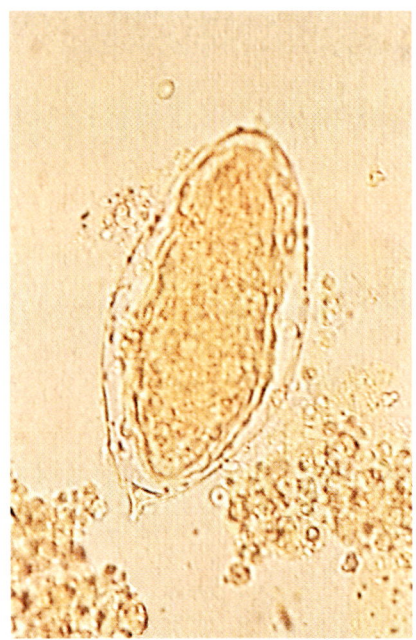

Abb. 8.   Schistosoma-haematobium-Ei mit
typischem Endstachel (Vergr. 130:1).
(Aus Lieske 1982)

Falls der Erregernachweis aus dem Urin nicht gelingt, kann bei Verdacht auf
Bilharziose, Filariose oder Echinokokkose aus dem Patientenserum eine
serologische Diagnostik mittels indirektem Immunoflureszenztest (IIFT),
indirekter Hämagglutination (IHAT) oder „Enzyme-Linked Immuno Sorbent Assay" (ELISA) durchgeführt werden (Seitz u. Saathoff 1987).

4 Klinisches Screening

4.1
Makroskopische Beurteilung des Untersuchungsmaterials

4.1.1
Urin

Beurteilt werden Farbe, Trübung und Geruch des Urins, wobei die Intensität der Farbe von der Konzentration abhängt. Nahrungsmittel wie Rote Bete können den Urin rot verfärben, Medikamente wie Vitamin B oder Phenazopyridin rot oder gelb. Ab ca. 5000 Erythrozyten/µl erscheint der Urin makroskopisch rot gefärbt. Ein trüber Urin bedeutet nicht automatisch einen hohen Leukozytengehalt. Eine Trübung durch anorganische Phosphate (Milchpisser) verschwindet durch Erhitzen. Selten findet sich eine Chylurie als Ursache eines trüben Urins.

Infektionen mit E. coli oder Pseudomonas fallen u. U. durch ihren auffallenden, typischen Geruch auf. Jedoch kann der Geruch auch durch Nahrungsmittel, z. B. Spargel, erheblich verändert werden.

4.1.2
Ejakulat

Frisches Ejakulat hat normalerweise eine flockig-zähflüssige Konsistenz. Ist das Sperma bereits bei der Entleerung dünnflüssig, dann liegen pathologische Veränderungen im Bereich von Prostata oder Bläschendrüsen vor.

Innerhalb von 15–20 min erfolgt die Verflüssigung des Ejakulats. Dabei erfolgt auch eine homogene Färbung des Spermas durch Mischung der flüssigen und vorher festen Bestandteile. Die Ejakulatfarbe schwankt physiologischerweise je nach Anzahl der Karenztage und exogenen Einflüssen (Medikamente). Bedeutungsvoll sind vor allem die Hämatospermie oder die makroskopische Eiterbeimengung. Fehlt der typische Geruch nach Kastanien- oder Johannisbrotbaumblüten, so kann eine Entzündung der Adnexorgane vorliegen (Schirren 1982).

4.2
Teststreifenuntersuchungen

Bei der Diagnostik und Differenzierung von Harnwegsinfektionen spielen Teststreifen zum Nachweis von Leukozyten, Erythrozyten und Eiweiß eine wichtige Rolle. Außerdem sind Faktoren wie das spezifische Gewicht des Urins und der pH-Wert zu eruieren. Teststreifen sind für derartige Untersuchungen zugelassen und haben ihre Brauchbarkeit im Vergleich mit anderen Untersuchungsverfahren in zahlreichen klinischen Studien bewiesen. Spezielle Teststreifen zum Nachweis einer bakteriellen Infektion sind ebenfalls im Handel.

 Es muß beachtet werden, daß Teststreifen immer nur eine grobe Orientierung ermöglichen und bei entsprechenden pathologischen Veränderungen weitere Untersuchungen erforderlich sind.

Bei *unauffälligen Teststreifenbefunden und fehlender Klinik* erübrigt sich in der Regel eine mikroskopische Untersuchung des Urins bzw. eine weiterführende bakteriologische Diagnostik.

Bei *negativem Ergebnis* der Teststreifenuntersuchung, aber vorhandener *klinischer Symptomatik* muß eine weiterführende bakteriologische Diagnostik erfolgen, da nicht alle für den Harntrakt pathologischen Bakterien durch die Teststreifen erfaßt werden.

Die *Fehlermöglichkeiten,* die jede Screening-Methode aufweist, muß der Anwender kennen.

Angeboten werden Einzel- und Mehrfachteststreifen. Die Einzelteststreifen werden heute nur noch selten verwendet. Die Anwendung von Mehrfachteststreifen (z. B. Combur 9 + 10, Multistix 8 + 10 SG) ermöglicht eine komplett orientierende Urindiagnostik, die bei positiven Befunden eine weiterführende mikroskopische oder bakteriologische Untersuchung nach sich ziehen muß. Viele Firmen bieten heute auch automatische Auswertungsarbeitsplätze für Teststreifen an, um visuelle Fehler zu vermeiden.

Handhabung von Teststreifen
- Zur Untersuchung sollte nur frisch gelassener, unzentrifugierter, gut gemischter Urin verwendet werden. Der Urin sollte spätestens 2 h nach der Probengewinnung verarbeitet werden.
- Der Streifen wird 1 s in den frisch gelassenen Urin getaucht und beim Herausziehen an der Gefäßkante abgestrichen, um den überschüssigen Urin zu entfernen.
- Nach 30–60 s erfolgt der Vergleich der Testbezirke mit der Farbskala. Farbveränderungen, die nach mehr als 2 min auftreten, sind bedeutungslos.
- Das Teststreifenröhrchen muß sofort nach Entnahme des Streifens wieder verschlossen werden, da die Luftfeuchtigkeit einen Einfluß auf die Qualität der Teststreifen hat. Im Deckel des Röhrchens befindet sich ein Silikat-

gel, das Feuchtigkeit aufnimmt. Die Verfallsdaten bei den einzelnen Produkten sind genau zu beachten.

4.2.1
Klinische Bedeutung von Teststreifen bei der Untersuchung des Urins auf Zellbestandteile, Eiweiß und Bakterien

Leukozytennachweis

Teststreifen zeigen eine Leukozyturie von mehr als 10 Leukozyten/µl an.

Testprinzip
Das Testprinzip beruht auf der Spaltung eines Indoxylesters durch Granulozytenesterase. Das entstehende Indoxyl reagiert mit einem Diazoniumsalz. Die Farbreaktion erfolgt von hellbeige nach violett (Combur 10).

Bei anderen Streifen reagiert die Granulozytenesterase mit dem Derivat eines Pyrrolaminosäureesters. Es entsteht 3-Hydroxy-5-Phenylpyrrol, das mit einem Diazoniumsalz einen violetten Farbumschlag erzeugt (Multistix 10 SG).

Abgeschwächte Reaktionen können bei massiver Albuminurie, stark gefärbten Urinproben oder durch die Einnahme von Cefalexinen beobachtet werden.

Falsch positive Befunde können durch Formalinreste im Probengefäß hervorgerufen werden.

Erythrozytennachweis

Der Teststreifen zeigt über 5 Erythrozyten/µl und Hämoglobin entsprechend einer Menge aus 10 Erythrozyten/µl an. Der Test eignet sich daher auch zur Festellung einer Mikrohämaturie. Untersuchungen mit Teststreifen im Vergleich mit der Kammerzählung der Erythrozyten zeigten eine sehr gute Korrelation beider Methoden. Das Testprinzip beruht auf der Peroxydasewirkung des Hämo– bzw. Myoglobins. Der Farbindikator wird durch ein organisches Hydroperoxid zu einem blaugrünen Farbstoff oxydiert.

Fehlerquellen
Durch Desinfektionsmittel (z. B. Formalin oder Hypochlorit) können falsch-positive Reaktionen auftreten. Erhebliche Proteinurien und schwere Harnwegsinfektionen mit mehr als 10 mg Nitrit/100 ml Urin können die Reaktivität herabsetzen. Zu beachten ist, daß der Test auch auf freies Hämoglobin bzw. Myoglobin reagiert.

Eiweißnachweis

Die Proteinurie ist ein sehr häufiges, aber unspezifisches Symptom, so daß bei positivem Nachweis immer eine zusätzliche Diagnostik erfolgen sollte. Angezeigt werden Werte ab 20–30 mg/100 ml. Am besten reagiert der Teststreifen auf ausgeschiedenes niedermolekulares Albumin. Andere Proteine (Globuline, Mukoproteide, Bence-Jones-Eiweißkörper) werden weniger gut erfaßt.

Testprinzip
Der Teststreifen enthält ein Puffergemisch und einen Indikator (Tetrabromphenolblau: Multistix 10 SG oder Tetrachlorphenol-Tetrabromsulfophtalein: Combur 10). In Anwesenheit von Eiweißkörpern, bei konstantem pH–Wert, tritt ein Farbumschlag von gelb nach grün auf.

Fehlerquellen
Falsch-positive Befunde können bei Desinfektionsmitteln aus der Gruppe der quartären Ammoniumbasen bzw. bei Chlorhexidin oder bei Infusion von Blutersatzmitteln (Polyvinylpyrrolidon) auftreten.

Mikroalbuminurie

Bei Diabetikern und Hypertonikern zeigt eine geringe Albuminurie immer eine beginnende renale Schädigung an. Werte zwischen 2 mg/100 ml und 30 mg/100 ml sind ein wichtiger Früherkennungsfaktor dieser Schäden. Eine rechtzeitig einsetzende Therapie kann die Glomerulopathie positiv beeinflussen.

Testprinzip
Mit dem Micral-Teststreifen lassen sich Albuminausscheidungen zwischen 2 mg/100 ml und 20 mg/100 ml nachweisen. Der Test ist spezifisch zum Nachweis von Harnalbuminen. Das Testprinzip verknüpft chromatographische und immunologische Vorgänge. Das Humanalbumin des Urins wird an ein Antikörperenzymkonjugat gebunden. Der entstandene Antigen-Antikörperkomplex reagiert über das Enzym Galaktosidase mit Chlorphenolrotgalaktosid. Es entsteht rotes Chlorphenol.

Bei der Durchführung sind abweichend von den normalen Vorschriften folgende Punkte zu beachten (vgl. „Handhabung von Teststreifen"):
- Unbedingt ist der erste morgendliche Mittelstrahlurin zu verwenden.
- Die Eintauchzeit sollte genau 5 s betragen. Beim Herausziehen darf die Gefäßwand nicht berührt werden.
- Der Streifen wird auf eine ebene, nichtsaugende Unterlage gelegt. Das Ablesen erfolgt nach genau 5 min.

Cave: Ein positiver Testbefund mit dem Combur 9 oder 10 Teststreifen ist bei Gravidität, bei schwerer Stoffwechselentgleisung und nach körperlicher Belastung vor der Untersuchung nicht aussagekräftig.

Bakteriurie

Die häufigsten Erreger von Harnwegsinfekten reduzieren das im Urin vorhandene Nitrat zu Nitrit.

Nitritbildende Keime sind E.coli, Klebsiellen, Proteus, Aerobacter, Citrobacter, Enterobacter und Pseudomonas. Zu berücksichtigen ist, daß nicht alle E.coli-Stämme positive Reaktionen zeigen. Bei den Enterobacter-agglomerans-Stämmen liegt die Nachweisgrenze bei etwa 85 %, ebenso werden nicht alle Proteusarten erfaßt (etwa 10 %). Problematisch ist der Nachweis von Pseudomonas, da zahlreiche Arten keine positive Reaktion erzeugen, weil sie Nitrat vollständig zu molekularem Stickstoff abbauen. Ebenfalls nicht erfaßt werden Streptokokkeninfekte.

Bei *negativem Nitrittest* und klinischer bzw. laborchemischer Symptomatik müssen deshalb immer weiterführende bakteriologische Nachweismethoden eingesetzt werden.

Bei einem *positiven Nitrittest* sollte immer eine bakteriologische Differenzierung der Keime mit entsprechender Antibiotikatestung vorgenommen werden. Alle vergleichenden Untersuchungen zeigen, daß bei positivem Testausfall immer eine signifikante Bakteriurie besteht.

Testprinzip
Das Testprinzip beruht auf der Gries-Probe. Sulfanilamid reagiert mit Nitrit, das durch die Bakterien aus Nitrat reduziert wurde, unter Bildung einer Diazoniumverbindung, die mit Tetrahydrobenzochinolin einen rosafarbenen Azofarbstoff erzeugt (Combur 10). Anstelle von Sulfanilamid wird auch p-Arsanilsäure verwendet (Multistix 10 SG).

Fehlerquellen
Falsch-negative Ergebnisse treten bei Erregern auf, die das Nitrat im Urin nicht reduzieren. Auch eine starke Harndilution kann durch eine Verminderung der Keimzahl zu falsch-negativen Resultaten führen (spezifisches Gewicht beachten) und jede Antibiotikatherapie muß im Hinblick auf die Interpretation des Ergebnisses bekannt sein (Hemmstofftest).

Falsch-negative Testergebnisse treten des weiteren auch unter hochdosierter Vitamin C-Gabe auf und wenn nicht ausreichend reduzierbares Nitrat im Harn vorhanden ist (Vegetarier).

Falsch-positive Testergebnisse können bei nicht frisch gelassenen Urinproben (sekundäre Keimbesiedlung) und bei der Einnahme von phenazopyridinhaltigen Medikamenten auftreten.

Nachweis antibakterieller Substanzen

Um die Keimzahlbestimmungen im Urin richtig einordnen zu können, muß die Anwesenheit antibakterieller Stoffe ausgeschlossen werden. Die hemmstoffpositiven Urine sind meist auf falsche Patientenangaben und nicht ausreichende Karenzzeit nach antibiotischer Therapie zurückzuführen.

Nur bei einem sicheren Ausschluß von Hemmstoffen kann der Keimnachweis mit dem Teststreifen verwertet werden. Ein positiver Hemmstofftest bei positivem bakteriologischen Befund zeigt eine unwirksame oder
falschdosierte antimikrobielle Therapie an.

Testprinzip

Beim Teststreifen Micur BT werden Sporen vom Bacillus subtilis verwendet.
Im Testträger sind Nährstoffe und ein Tetrazoliumsalz als Farbindikator
enthalten. Wenn keine antimikrobiellen Stoffe vorliegen, wächst der Bacillus subtilis und reduziert den Indikator zu einem roten Farbstoff.

Der Streifen wird 3 s in frischen Urin getaucht. Danach wird der über-
schüssige Urin durch Abstreifen an der Gefäßkante entfernt. Anschließend
erfolgt die Bebrütung bei 35–37 °C 16–20 h lang.

Der klinische Vergleich mit dem Bacillus-subtilis-Plattengußverfahren
ergab eine Sensitivität von 90 % und eine Spezifität von 96 %.

Spezifisches Gewicht

Bei dem Nachweis von zellulären Bestandteilen und bakteriellen Infektionen im Urin spielt das spezifische Gewicht eine wichtige Rolle, da eine
starke Urindilution bzw. eine Zwangspolyurie bei schweren Nierenschäden
das Ergebnis der Untersuchung falsch-negativ beeinflussen kann.

Der Teststreifen erfaßt die Ionenkonzentration des Harns und korreliert
gut mit der Refraktometermethode.

Testprinzip

Der Streifen enthält einen Ionenaustauscher in saurer und einen pH-Indi-
kator in alkalischer Form. Beim Eintauchen werden Kationen gegen freie
H-Ionen ausgetauscht. Der pH-Abfall bewirkt einen Farbumschlag des
Indikators Bromthymolblau von blau nach gelb.

Zu Fehlern führen geringe Eiweißbeimengungen, die leicht erhöhte
Werte verursachen können. Eine Erhöhung der Dichte durch Glukosekon-
zentrationen stört den Test nicht. Bei erhöhten pH-Werten (über pH 7) muß
das Testergebnis um 0,005 erhöht werden. Erfaßt werden Werte von 1,000
bis 1,030 in Schritten zu 0,005.

pH-Wert

Der pH-Wert des Urins ist von der Ernährung, der Stoffwechsellage und der
Medikamenteneinnahme abhängig. Beim gesunden Probanden liegt er in
der Regel zwischen pH 5 und 7. Bei stark alkalischen pH-Werten muß an
eine Harnwegsinfektion mit harnstoffspaltenden Bakterien (besonders Proteus) gedacht werden. Der Erfolg der Therapie solcher Infektionen durch
Antibiotika und Ansäuerung des Urins kann mittels pH-Wert-Messungen
neben den mikrobiologischen Kontrollen gut verfolgt werden.

Testprinzip

Der Teststreifen enthält die Indikatoren Methylrot und Bromthymolblau. Die Farbreaktion von pH 5 bis 9 erfolgt von orange über grün nach blau.

Fehlerquellen

Aussagekräftig sind nur Werte, die in frisch gelassenem Urin gemessen worden sind.

Automatische Auswertung von Teststreifen

Die Teststreifen gestatten eine einfache Handhabung und recht zuverlässige Aussagen über pathologische Veränderungen im Harn. Die visuelle Auswertung kann jedoch nicht standardisiert werden. Fehler sind durch störende Verfärbungen (Bilirubin, Medikamente), Beleuchtungsverhältnisse und individuelles Sehvermögen möglich. Die Präzision der Auswertung kann durch reflexionsfotometrische Messung erhöht werden. Mit entsprechenden Systemen können bis zu 300 Teststreifen pro Stunde ausgewertet werden. Die Befunde werden ausgedruckt. Ein Anschluß an eine zentrale EDV-Anlage ist möglich. Zusätzliche Befunde (z.B. Mikroskopie) können in diese modernen Urinarbeitsplätze über Funktionstasten oder Barcodeleser eingegeben werden. Die Geräte werden kalibriert ausgegeben, können jedoch mit Streifen nachkalibriert werden (Miditron, Urotron RL 9, Clinitec 200, Rapimat II).

Teststreifen für die urologische Diagnostik

* Fa. Boehringer Mannheim
  Combur[5] + Leukozyten (Leukozyten, Nitrit, Eiweiß, Glukose, Urobilinogen, Blut)
  Combur[9] (zusätzlich zu Combur[5] Ketonkörper, Bilirubin, pH-Wert)
  Combur[10] (zusätzlich zu Combur[9] spezifisches Gewicht)
  Micral (Mikroalbuminurie)
  Micur (antimikrobielle Substanzen)
  Automatische Systeme
  Miditron (Combur[9] M, Combur[10] M)
  Urotron RL 9 (Combur[9] RL, Nephrur[7] RL)
* Fa. Bayer
  Multistix[8] SG (Nitrit, Eiweiß, pH, Blut, spezifisches Gewicht, Keton, Glukose, Leukozyten)
  Multistix[10] SG (wie Multistix[8] SG, zusätzlich Urobilinogen, Bilirubin)
  Automatisches System
  Clintec 200 +

- Fa. Behring
  Rapignost Basis Screen L (Ascorbinsäure, Glukose, Blut, pH-Wert, Nitrit, Eiweiß, Leukozyten)
  Automatisches System
  Rapimat II (Rapignost Total–Screen)
- Fa. Merck
  Urotest AB
- Fa. Madaus
  MD-7-Basistest (Keton, Glukose, Ascorbinsäure, Blut, Protein, pH-Wert, Nitrit)
  MD-9-Basistest (wie MD-7-Basistest plus Urobilinogen und Bilirubin)

4.3
Harnsediment

Bei der Untersuchung des Harnsediments wird wie folgt vorgegangen:
- 10 ml des frisch gelassenen Urins werden 5 min bei 1500 Umdrehungen/min zentrifugiert.
- 9,5 ml werden dekantiert.
- Der Niederschlag wird durch Schütteln suspendiert.
- Ein Tropfen davon wird auf einen Objektträger gegeben, mit einem Deckglas abgedeckt.
- Übersichtsbetrachtung bei schwacher Vergrößerung (× 100), Zählen und Identifizieren der gefundenen Elemente bei 400facher Vergrößerung (Abb. 9), vorteilhaft mit Phasenkontrast.

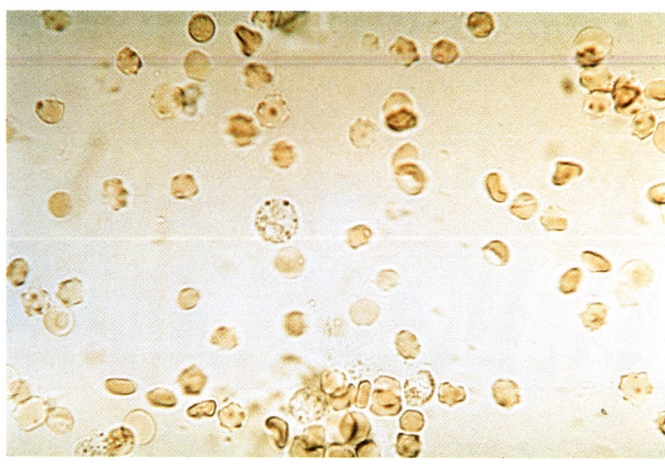

Abb. 9.   Harnsediment mit Erythrozyten und Leukozyten (Vergr. 400:1), (Roche, mit freundlicher Genehmigung)

Nicht - glomeruläre
Erythrozyten

Glomerulär - dysmorphe
Erythrozyten

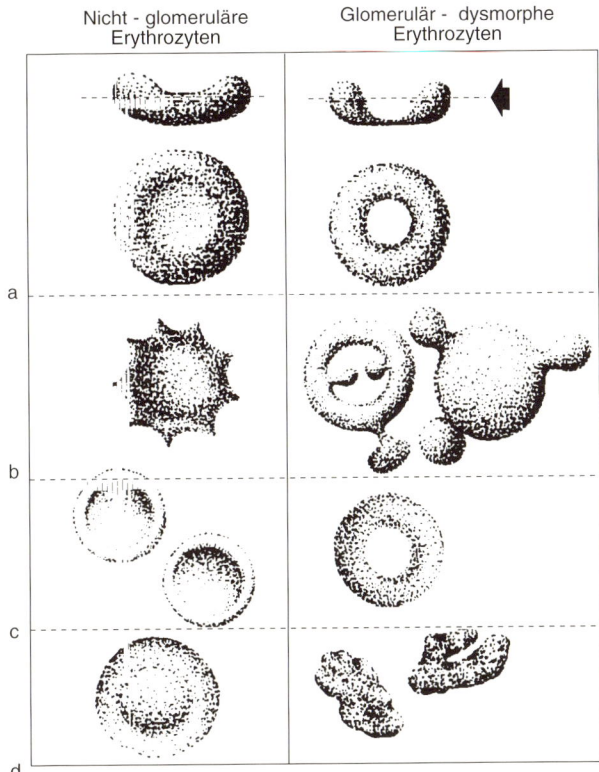

Abb. 10. Schema der Erythrozytenformen zur Differenzierung glomerulärer und nichtglomerulärer Hämaturien. (Aus Roth et al. 1991)

- Gefunden werden könnnen Erythrozyten, Erythrozytendysmorphien, Leukozyten, Epithelien, Bakterien, Hefezellen, Trichomonaden (s. Abb. 8–10), Tumorzellen, Zylinder, Parasiten, Kristalle und Stuhlbestandteile bei Blasen-Darm-Fisteln.

Normalbefund
1–4 Leukozyten und 0–2 Erythrozyten pro Gesichtsfeld. In Abb. 10 ist die Möglichkeit der Erythrozytendifferenzierung im Phasenkontrastmikroskop zur Differenzierung ihres Ursprungs dargestellt.

Fehlerquelle
Luftblasen, mit Leukozyten zu verwechseln.
Unter Umständen kann die Beurteilung des Urinsediments durch spezielle Färbungen, wie z.B. Methylenblau, erleichtert werden (Abb. 11a und b).

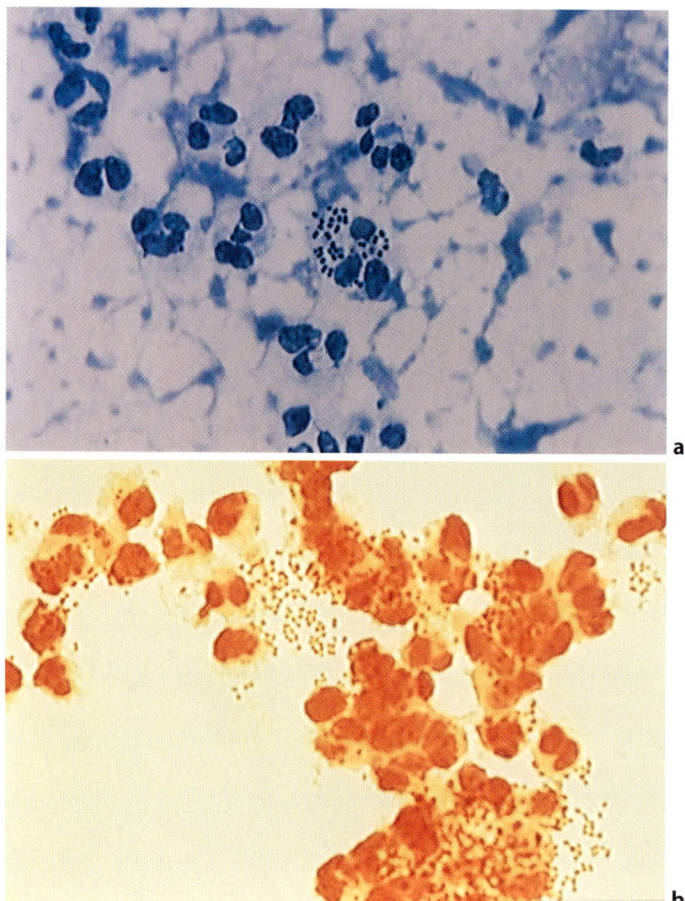

Abb. 11. **a** Methylenblaufärbung (Roche, mit freundlicher Genehmigung)
b Gram-Färbung bei N. gonorrhoeae (Vergr. ca. 1000:1)

4.4
Zählkammerverfahren zum Nachweis von Leukozyten und Erythrozyten

In frisch gelassenem Nativurin können mit Hilfe von Zählkammern wie Fuchs-Rosenthal die Zahl der Leukozyten und Erythrozyten pro Volumeneinheit quantitativ erfaßt werden. Bei geringen Zellzahlen ist dieses Verfahren relativ ungenau. Hier eignen sich besser handelsübliche Testsets zur semiquantitativen Zählung der Erythrozyten und Leukozyten im Urin, z.B. MD-Kova (Fa. Madaus). Die obere Norm für Leukozyten liegt bei 4000–6000/ml. Einheitliche Normalwerte für die Erythrozytenausscheidung lassen sich nicht angeben (Abb. 12).

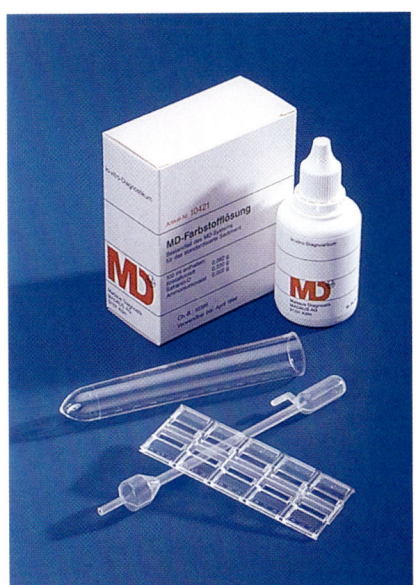

Abb. 12.   Beispiel eines handelsüblichen Sets mit fakultativer Färbemöglichkeit zur semiquantitativen Harnsedimentuntersuchung

4.5
Quantitatives Verfahren zur Messung der Ausscheidung von Leukozyten und Erythrozyten (Addis-Count)

Quantitative Verfahren wie der früher durchgeführte Addis-Count sind weitgehend verlassen, da sie sehr aufwendig und mit vielen Fehlermöglichkeiten behaftet sind. Hierbei werden im 24-h-Urin die Gesamtzahl der ausgeschiedenen Erythrozyten, Leukozyten und Zylinder bestimmt.

Als Norm wurden von Addis 2 Mio. Erythrozyten, 3 Mio. Leukozyten und bis zu 2000 hyaline Zylinder pro 24 h-Harnvolumen angegeben.

4.6
Fehlermöglichkeiten bei der Urinuntersuchung

Ein stark verdünnter Urin kann fehlerhaft Normalwerte und ein stark konzentrierter Urin fehlerhaft pathologische Befunde vortäuschen. Nach längerem Stehen der Urinprobe können die Erythrozyten lysieren.

5 Mikrobiologische Verfahren und Untersuchungen

5.1
Mikroskopische Untersuchungen

Bei den mikroskopischen Untersuchungen unterscheiden wir zwischen der Mikroskopie des Nativmaterials, z.B. mittels Dunkelfeld- oder Phasenkontrastverfahren (Abb. 13), und der mikroskopischen Betrachtung des gefärbten Präparats. Für eine Übersichtsfärbung bietet sich Löffler-Methylenblau an, während die Färbung nach Gram bereits eine Differenzierung der verschiedensten Erreger in grampositiv und gramnegative Mikroorganismen gestattet (s. Abb. 11). Abhängig von der Aussage, die man zu erhalten wünscht, ist entweder das eine oder andere Verfahren anzuwenden bzw. die Übersichtsfärbung durch Spezialfärbungen zu ergänzen (s. Abschn. 5.1.2). So ist z.B. eine Trichomoniasis nur anhand der typischen Beweglichkeit unmittelbar nach Probengewinnung durch eine Dunkelfeld- oder Phasenkontrastuntersuchung abzuklären (s. Kap. 3, Abb. 4). Die Differentialdiagnose zwischen einer gonorrhoischen und nichtgonorrhoischen Urethritis ist durchaus primär mit dem Methylenblaupräparat zu treffen. Bei Verdacht

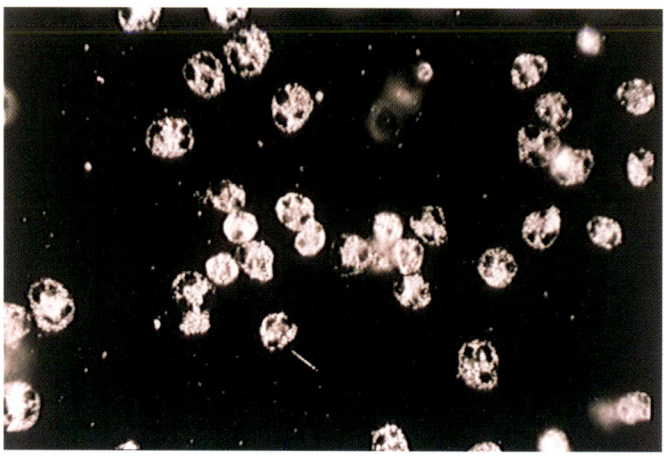

Abb. 13.   Lymphozyten und Granulozyten im Dunkelfeld (Vergr. 400:1)

auf eine gonorrhoische Urethritis sollte aber unbedingt ein Grampräparat angeschlossen werden (s. Abschn. 4.3, Abb. 11).

5.1.1
Nativdunkelfeld und/oder Phasenkontrast

Trichomonaden
Für die diagnostische Untersuchung auf Trichomonaden wird im urologischen Labor eine Nativdunkelfeld- oder eine Phasenkontrasteinrichtung am Mikroskop benötigt. Zur Untersuchung auf Trichomonaden bei *Männern* wird nicht der Mittelstrahlurin, sondern die erste Urinportion gewonnen. Der Urin muß sofort verarbeitet werden. Hierzu werden etwa 10 ml der frisch gelassenen, ersten Urinportion bei 800–1000 U/min für 1 min abzentrifugiert, der Überstand vorsichtig bis auf 0,5–1 ml mit der Wasserstrahlpumpe abgesaugt und das Sediment kräftig mit dem Whirl-Mix aufgeschüttelt. Sodann werden 10 µl des aufgeschüttelten Sediments sofort im Dunkelfeld oder Phasenkontrast auf das Vorhandensein von Trichomonaden untersucht. Zystenformen von Trichomonas vaginalis sind nicht bekannt, so daß nur vegetative, bewegliche Formen erkannt werden müssen. Als sicheres diagnostisches Kriterium gilt das Erkennen der wellenförmigen Bewegung der undulierenden Membran der Trichomonaden – ein Merkmal, das als positiver Nachweis gewertet werden kann. Die Verwechslungsrate mit Granulozyten oder Makrophagen ist gerade beim Nichtgeübten relativ hoch, weil immer wieder „begeißelte", mit Schleimfäden versehene Leukozyten als Trichomonaden angesehen werden. Die Trichomonadeninfektion des Mannes ist heute selten (0,1–3 %).

Bei der *Frau* gewinnt man für die Untersuchung auf Trichomonas vaginalis am besten Sekret aus dem Receptabulum seminis mit einem Watteträger, den man in 0,5–1 ml Kochsalzlösung ausschlägt. Aus dieser Suspension werden dann 10 µl entnommen und anschließend im Dunkelfeld- oder Phasenkontrast untersucht. Die Nachweisquote beträgt bei Frauen 3–5 % (s. Kap. 3, Abb. 4).

Leukozyten
Eine weitere mikroskopische Untersuchung nativen Materials ist die Untersuchung von Harnröhrensekret auf Leukozyten, z. B. bei der Urethritis des Mannes. Um sich schnell zu vergewissern, ob im Harnröhrenabstrich bzw. Fluor urethralis überhaupt Leukozyten vorhanden sind, wird mit einer kalibrierten Platin- oder Plastiköse etwa 5–10 µl Sekret in 10 µl physiologischer NaCl-Lösung auf dem Objektträger vermischt und nach Auflegen eines Deckgläschens im Dunkelfeld- oder Phasenkontrast mikroskopiert. Lymphozyten und Granulozyten sind insbesondere im Dunkelfeld eindeutig zu identifizieren (s. Abb. 13).

5.1.2
Methylenblaupräparat und Gram-Präparat

Die Anfärbung von Urin, Urinsediment, Harnröhrensekret, Ejakulat, Prostataexprimat oder Vaginalsekret mit Löffler-Methylenblau ist eine orientierende Untersuchung, die Aufschluß über das Vorhandensein von Leukozyten und/oder Erregern ergeben soll. Die Färbung ist relativ einfach und schnell durchzuführen (s. unten). Das Gram-Präparat ist dagegen eine differenzierte Färbung (s. unten) die als Ergänzung zur Kultur nicht nur die Feststellung der Leukozytenzahl, sondern auch eine Differenzierung der gefundenen Mikroorganismen in grampositive und gramnegative Erreger gestattet. Die Gram-Färbung sollte immer dann die Methylenblaufärbung ergänzen oder ersetzen, wenn bakteriologische Kulturen angelegt werden (s. Kap. 4, Abb. 11) (Beyaert u. Reuter 1995; Schiefer et al. 1989).
Die Vorgehensweise für die einzelnen Materialien wird im folgenden beschrieben.

Urin
- Ein Tropfen des unzentrifugierten, gründlich durchgemischten Urins wird mit einem stets gleichartigen Gerät (z. B. mit einer kalibrierten Platinöse oder einer 10 µl fassenden Pipette zur Erzielung gleichartiger Tropfengrößen auf einen sauberen Maskenobjektträger mit 12 Auftragstellen gebracht (Abb. 14).
- Die Flüssigkeit wird auf dem Objektträger nicht ausgebreitet. Den Tropfen lufttrocknen lassen.
- Durch das 2- bis 3malige rasche Durchziehen des Objektträgers durch den nichtleuchtenden Teil der Bunsenbrennerflamme wird das Präparat hitzefixiert und anschließend mit Löffler-Methylenblau oder nach Gram gefärbt (Alternative zur Hitzefixierung: Konz. Methylalkohol).

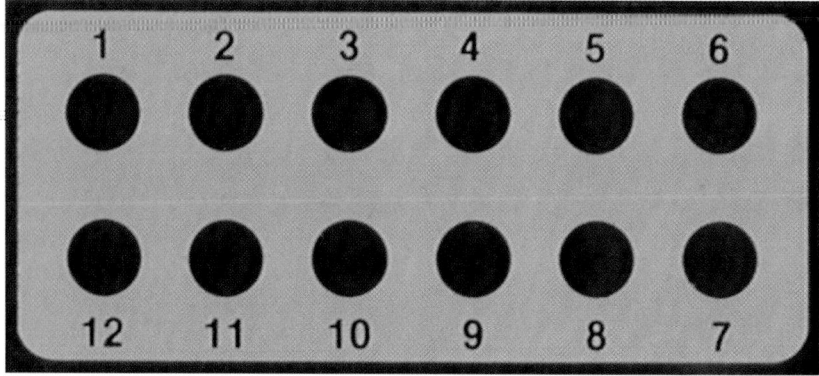

Abb. 14.   Maskenobjektträger mit 12 Auftragstellen

Ejakulat und Prostataexprimat

- Beim Ejakulat die Verflüssigung abwarten (etwa 15–30 min). Dann wird für die Mikroskopie eine Platinöse voll Ejakulat – analog ein Tropfen Prostataexprimat – auf einer Kreisfläche von 1–1,5 cm verteilt, da das Material sonst sehr oft bei dem in mehreren Schritten erfolgenden Färbevorgang abgeschwemmt wird.
- Anschließend erfolgt die Hitze- oder Methanolfixierung und Färbung wie bei Urin.

Harnröhrensekret und Vaginalsekret

- Tupfer oder Platinöse mit dem Sekret vorsichtig auf dem Objektträger ausstreichen oder Tupfer abrollen und auf einer Kreisfläche von etwa 1–1,5 cm Durchmesser gleichmäßig verteilen.
- Beim Abrollen oder Ausstreichen keinen Druck anwenden, da sonst meist die Leukozyten und die anderen Zellen zerquetscht werden, was eine Differenzierung später sehr erschwert.
- Die Hitze- oder Methanolfixierung und Färbung erfolgt wie bei Urin.

Methylenblaufärbung
1. Präparat mit Schichtseite nach oben in Färbebank,
2. reichlich mit Löffler-Methylenblaulösung überdecken,
3. 1 min einwirken lassen,
4. Objektträger mit Leitungswasser abspülen,
5. unter leichtem Andrücken zwischen Fließpapier trocknen,
6. Mikroskopie mit Ölimmersion.

Gram-Färbung
1. Präparat mit Schichtseite nach oben in Färbebank,
2. 1 min mit Kristallviolettlösung überdecken,
3. abgießen und mit Lugol-Lösung abspülen,
4. 1 min mit Lugol-Lösung überdecken,
5. 5 s mit Aqua dest. vorsichtig abspülen,
6. Präparat 20–60 s in Entfärbelösung schwenken, bis keine Farbwolken mehr abgehen,
7. 5 s mit Aqua dest. vorsichtig abspülen,
8. 1 min mit Safraninlösung überdecken, dann abgießen,
9. 5 s mit Aqua dest vorsichtig abspülen,
10. Lufttrocknen lassen, mikroskopieren mit Ölimmersion
11. Reagenzien (Beispiel eines kommerziellen Färbesets)
    - Kristallviolettlösung
      Kristallviolett 10 g
      Phenol 4 g
      Äthanol 11 Vol.-%
      Aqua dest. ad 1000 ml
    - Lugol-Lösung
      Jod 3,3 g
      Kaliumjodid 6,7 g
      Aqua dest. ad 1000 ml
    - Entfärbelösung
      Äthanol 80 Vol.-%
      Aceton 20 Vol.-%

• Safraninlösung
  Safranin 2,4 g
  Äthanol 11 Vol.- %
  Aqua dest. ad 1000 ml

Grampositive Keime erscheinen violett, gramnegative rosa bis rot bei der Gram-Färbung.

5.1.3
Immunfluoreszenzmikroskopie

Außer durch kulturelle Anzüchtung oder durch Enzymimmunassay kann *Chlamydia trachomatis* auch durch *Immunfluoreszenzmikroskopie* nachgewiesen werden. Ein zellhaltiger Urethral- oder Zervixabstrich wird hierbei auf einen kommerziell vorgefertigten Maskenobjektträger abgerollt. Nach Lufttrocknung für 5–10 min erfolgt die Fixierung mit Aceton. Danach wird der Abstrich mit einem mit Fluoreszein markierten, monoklonalen, chlamydienspezifischen Antikörper überschichtet. Sind Chlamydien im Patientenabstrich vorhanden, kommt es zu einer Kopplungsreaktion zwischen Antikörper und Erreger, die im UV-Licht unter dem Fluoreszenzmikroskop als gelbgrün leuchtende Markierung der Chlamydien nachweisbar ist. Benötigt wird ein Fluoreszenzmikroskop und eine Filterkombination für Fluoresceinisothiocyanat mit einem Anregungsfilter von 470–490 mm und einem Sperrfilter von 520 mm. Die Präparate sollten zunächst bei 600facher Vergrößerung orientierend durchgemustert und die Verdachtsdiagnose bei 1000facher Vergrößerung mit Ölimmersion gesichert werden (Pulverer u. Schaal 1988, Abb. 7).

5.1.4
Keimzählung und Leukozytenzählung

Nativpräparat
Neben der Diagnose der Trichomoniasis oder Syphilis kommt der Nativuntersuchung mittels Dunkelfeld- oder Phasenkontrastverfahren auch bei der semiquantitativen Erfassung der Leukozytenzahlen im Harnröhren- oder Vaginalsekret eine Bedeutung zu. Hierfür werden im Mittel etwa 7–10 Gesichtsfelder (GF) bei 400facher Vergrößerung durchgemustert und die Anzahl der Leukozyten gezählt. Im Harnröhrenabstrich des gesunden Mannes sind bei 400facher Vergrößerung maximal 3 Leukozyten/GF als physiologisch anzusehen. Höhere Leukozytenzahlen ($\geq$ 4 Leukozyten/GF) sprechen für eine Entzündung im Bereich der Urethra. Bei der Frau sind Leukozytenzahlen im Vaginalsekret von bis zu 4/GF noch als physiologisch anzusehen und werden relativ häufig gefunden. Eine Leukozytenzahl $\geq$ 5/GF wird als Hinweis für einen Entzündungsprozeß gewertet. Weiterhin können im Nativpräparat auch Schlüsselzellen („clue cells", Abb. 15) und Sproßpilze erkannt werden.

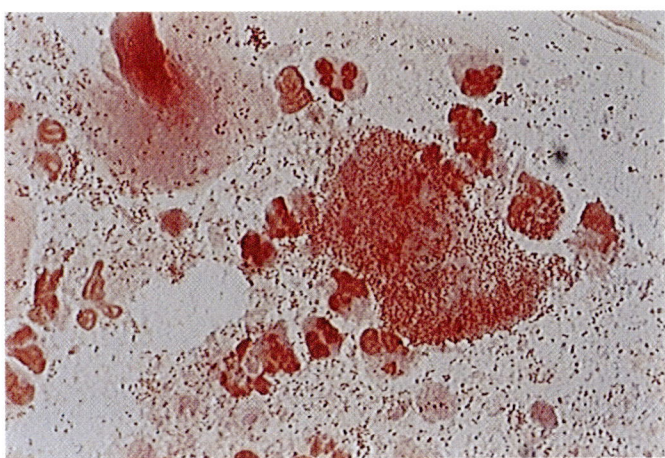

Abb. 15. „Clue cells" mit Bakterien (Gram-Färbung, Vergr. 1000:1)

Methylenblaupräparat und Gram-Präparat (1000fache Vergrößerung)
Für die semiquantitative Erfassung von Keim- und Leukozytenzahlen sind
wie im Nativpräparat mindestens 7–10 Gesichtsfelder durchzumustern und
der Mittelwert zu beurteilen:
- Ein Bakterium oder mehr pro Gesichtsfeld spricht für Keimzahlen von
  mehr als 10^5/ml. Dieser Richtwert gilt für alle Materialien wie Urin, Ejakulat, Exprimat, Harnröhren- oder Vaginalsekret, wenn stets in etwa die
  gleichen Materialmengen aufgetragen werden. Im Urin finden sich bei
  Entzündungen der Harnblase und/oder der oberen Harnwege häufig,
  aber nicht immer, Leukozyten in ähnlicher Menge, d. h. ein Leukozyt/GF
  oder mehr weist auf einen Entzündungsprozeß hin. Im Ejakulat und Prostataexprimat sind dagegen bis zu 10 Leukozyten/GF noch als unauffällig
  anzusehen, da diese Materialien bereits unter physiologischen Verhältnis-
  sen hohe Leukozyten- und Bakterienzahlen enthalten (z. B. im Ejakulat
  bis 300 000/ml Leukozyten und bis 10^3/ml gramnegative Bakterien), während demgegenüber der Urin des Gesunden nur maximal bis zu 6000
  Leukozyten/ml enthält.
- Im Harnröhrenabstrich des Mannes ist genau wie im Mittelstrahlurin
  1 Leukozyt/GF im Durchschnitt bereits verdächtig auf einen Entzündungsprozeß. Nach Erfahrung der Gießener Arbeitsgruppe korrelieren $\geq$ 4 Leu-
  kozyten/GF mit einer Urethritis. Im Vaginalsekret kann 1 Leukozyt/GF
  noch akzeptiert werden.
- Fehlen Bakterien im gefärbten mikroskopischen Präparat des Urins, so
  sind in der Regel Keimzahlen von weniger als 10^5/ml zu erwarten. Meist
  finden sich in diesen Urinproben auch keine Leukozyten. Sind dennoch
  Leukozyten nachzuweisen, so ist vor allem mit einer Infektion durch
  nicht mit der Gram-Färbung darstellbare Erreger, wie z. B. Mykoplasmen,
  Chlamydien oder Mykobakterien, zu rechnen.

- Eine größere Zahl von abgeschilferten Plattenepithelien oder von Erregern der Vaginalflora (grampositive Döderlein-Stäbchen) weisen auf eine starke Verunreinigung des Urins mit anderen Materialien hin, was eine sichere Bewertung erschwert.
- Beim Harnröhrenabstrich des Mannes und im Vaginalabstrich der Frau ist im Methylenblaupräparat oder Gram-Präparat auf Zellen zu achten, die reichlich mit Bakterien beladen sind (s. Abb. 15). Diese Schlüsselzellen („clue cells") weisen auf eine bakterielle Dysbiose hin. Bei der Frau wird diese häufigste Fluorursache *bakterielle Vaginose* (früher Aminkolpitis) genannt. Es handelt sich bei dieser bakteriellen Mischinfektion um eine sexuell übertragbare Erkrankung, die bei beiden Geschlechtern beobachtet wird. Als Leitkeim gilt Gardnerella vaginalis unter Beteiligung von Mykoplasmen und Anaerobiern. Die diffizile und aufwendige Anzucht sollte dem mikrobiologischen Fachlabor vorbehalten bleiben.

> **!** Bei mikroskopischem Bakteriennachweis und negativem Kulturergebnis ist an das Vorliegen abgestorbener, chemotherapeutisch gehemmter oder schwer anzüchtbarer Erreger, wie z.B. Gonokokken (intrazelluläre Diplokokken) oder Mykobakterien zu denken. Auch in diesem Fall sollte das Material unbedingt an ein kompetentes mikrobiologisches Labor geschickt werden. Weiterhin ist bei differierendem mikroskopischen und kulturellen Befund auch an die Möglichkeit einer Verwechslung zu denken.

5.2
Feststellung eines Entzündungsprozesses in den männlichen Adnexorganen

Prostatovesikulitis

Die Diagnose „Prostatitis" ist nur bei Nachweis eines eitrigen Prostatasekrets zu stellen. Im Nativexprimat (EPS) sind $\geq$ 10 Granulozyten pro Gesichtsfeld hinweisend und $>$ 20 Granulozyten bei 1000facher Vergrößerung beweisend für eine Prostatitis. Ebenso sichert der Nachweis von $\geq$ 10 Granulozyten/GF im Sediment von 3 ml Exprimatharn bei 400facher Vergrößerung die Diagnose Prostatitis (Brunner et al. 1983, Hofstetter u. Eisenberger 1996, Schiefer et al. 1989, Weidner et al. 1983 und 1985). Die Diagnose einer Prostatitis ist nur dann möglich, wenn Erst- und Mittelstrahlurin leukozytenfrei sind, denn nur so kann die Entzündung in der Prostata lokalisiert werden. Allerdings kommen Harnwegsinfektionen bei der chronisch bakteriellen Prostatitis gehäuft vor, was die Differentialdiagnose erschweren kann. In diesem Fall können durch eine 3tägige niedrig dosierte Nitrofurantoingabe leukozytenfreier VB1 und VB2 erzielt werden, während die Prostata als parenchymatöses Organ von diesem reinen Harnwegsantibiotikum nicht erreicht wird.

Das *diagnostische Profil* der Exprimatbiochemie sollte folgendes beinhalten:

- pH-Wert
- Zellzahl

- Gesamteiweiß
- Elektrolyte (Natrium, Kalium, Kalzium, Zink),
- Immunglobuline (IgG, IgA, IgM),
- Plasmaproteine (Coeruloplasmin, Haptoglobin, Transferrin, C3c, α-1-Antitrypsin, saures α-1-Glykoprotein, α-2-Makroglobulin).

Das Prostatasekret ist eine farblose wäßrige Flüssigkeit. Im Rahmen der Entzündung der männlichen Adnexe kommt es zu einem Anstieg des pH-Werts. Ein entzündlich verändertes Prostatasekret ist etwa um den Faktor 10 alkalischer als das normale Prostatasekret. Das entzündlich veränderte Prostatasekret enthält auch weniger Gesamteiweiß. Die Zellzahl ist dagegen deutlich vermehrt. Während das Sekret in der akut entzündlichen Phase eine Vielzahl von Granulozyten aufweist, kommt es bei chronisch entzündlich verändertem Prostataexprimat zu einem zunehmenden Auftreten von Rundzellen. Bei der tuberkulösen Prostatitis sind neben Rundzellen auch Makrophagen, die in epitheloidartigen Verbänden zusammenliegen, nachweisbar. Die Bestimmung der Leukozyten im Prostataexprimat ist das einzige anerkannte Kriterium zur Abgrenzung der sog. Prostatodynie (Prostatakongestion) oder des vegetativen Urogenitalsyndroms gegenüber der echten Entzündung.

Von den Elektrolyten ist die Abnahme des Zinkgehalts ein Faktor, der auf einen entzündlichen Prozeß hinweist. Der verminderte Zinkgehalt ist sowohl im Exprimat, als auch im Ejakulat nachweisbar. Demgegenüber kommt es im Rahmen der benignen Prostatahyperplasie zu einem Anstieg des Zinkgehaltes auf über 400 mg/l. Bei Entzündungen liegt der Zinkgehalt zwischen 100 und 150 mg/l. Natrium, Kalium und Kalzium nehmen ebenfalls im Rahmen entzündlicher Prozesse der männlichen Adnexe ab.

Bei der *akuten* bakteriellen Entzündung der Prostata kommt es sowohl im Serum als auch im Prostatasekret direkt im Anschluß an die Infektion zu einem Anstieg des IgG. Bei Heilung fallen beide innerhalb der nächsten 6–12 Monate ab. Antigenspezifisches IgA – insbesondere sekretorisches IgA – im Prostatasekret steigt ebenfalls direkt nach der Infektion an, beginnt aber erst nach 12 Monaten wieder abzufallen. Antigenspezifisches IgA im Serum ist bereits nach einem Monat nicht mehr nachweisbar.

Bei der *chronisch* bakteriellen Prostatitis kommt es zu keinem Titeranstieg des antigenspezifischen IgG oder IgA im Serum. Titerbewegungen im Prostatasekret hängen in erster Linie davon ab, ob eine Heilung durch Antibiotikatherapie eintritt. Ist dies der Fall, findet sich erhöhtes IgA 2 Jahre lang, erhöhtes IgG 6 Monate lang. Schlägt die Therapie fehl, bleiben beide Immunglobuline dauerhaft erhöht (Übersicht bei Meares 1989).

Die Akute-Phase-Proteine Coeruloplasmin, Haptoglobin, α-1-Antitrypsin, saures α-1-Glykoprotein und α-2-Makroglobulin steigen im Rahmen des akut entzündlichen Geschehens sowohl im Exprimat als auch im Ejakulat deutlich an, gleiches gilt für das C3c. Lang andauernde chronische Entzündungsprozesse können auch mit subnormalen C3c-Konzentrationen einhergehen (Blenk u. Hofstetter 1975, Blenk u. Hofstetter 1985, Blenk u. Hofstetter 1991).

Die folgende Übersicht zeigt die *Referenzbereiche* biochemischer Parameter im *Prostatasekret:*
- pH-Wert: 6,7–7,2
- Gesamteiweiß: Bis 20 g/l
- Elektrolyte:
  Natrium: 150–160 mmol/l
  Kalium: 30–60 mmol/l
  Kalzium: Unter 30 mmol/l
  Zink: 400 mg/l
- Immunglobuline:
  IgG: 160–600 mg/l
  IgA: Bis 200 mg/l
  IgM: Bis 100 mg/l
- Coeruloplasmin: 30–100 mg/l
- Haptoglobin: 80–120 mg/l
- Transferrin: Bis 100 mg/l
- C3c: Bis 50 mg/l.

Die akute bakterielle Prostatovesikulitis geht in der Regel mit einer deutlichen Klinik, einer starken Vermehrung der Leukozyten und in 50 % der Fälle mit hohen Keimzahlen im Ejakulat einher. Sie bietet daher seitens der Diagnostik kaum Probleme. Anders sind die Verhältnisse bei der chronischen Verlaufsform – der sog. abakteriellen und bakteriellen Prostatitis. Neben der oft uncharakteristischen klinischen Symptomatik und dem schwierigen Nachweis relevanter Erreger, z. B. Mykoplasmen oder Chlamydien gilt der Nachweis eitrigen Prostatasekrets als einziger gesicherter Parameter zur Abgrenzung gegenüber der nichtentzündlichen Prostatodynie (Prostatakongestion).

Von Ludvik (1964) wurde die exakte quantitative Leukozytenzählung im Prostatasekret vorgeschlagen. Als oberen Normwert beim Gesunden gibt Ludvik 1 000 Leukozyten/ml Prostatasekret an. Diese quantitative Zählmethode gilt zwar als recht zuverlässig, ist aber zeitaufwendig und nur für das Prostatasekret verwendbar, da für das Ejakulat keine sicheren Anhaltszahlen existieren. Für das Prostataexprimat gelten näherungsweise folgende Leukozytenzahlen bei 1000facher Vergrößerung:
- bis zu 10 Leukozyten/GF: kein Hinweis auf Entzündungsprozeß,
- 10–20 Leukozyten/GF: verdächtig,
- über 20 Leukozyten/GF: sicher pathologisch.

Ein möglicher Parameter zur Erkennung entzündlicher Prozesse im Bereich der männlichen Adnexe ist die von *Blenk* und *Hofstetter* inaugurierte Methode des Komplement-C3-Nachweises (C3c) im Ejakulat (Blenk u. Hofstetter 1991). Die Bestimmung des C3 im Ejakulat wird mittels der radialen Immundiffusion durchgeführt. Als ergänzende Charakterisierung der entzündlichen Aktivität kann die Bestimmung des Coeruloplasmins und der Granulozytenelastase (GEL) durchgeführt werden. Folgende Aussagen halten die Autoren durch die Bestimmung dieser Parameter für möglich:

- Die Komplementfraktion C3 soll nur bei chronischen und akuten Entzündungen der männlichen Adnexe im Ejakulat in Konzentrationen > 7,5 mg/l (Normbereich < 5 mg/l) nachweisbar sein.
- Das Coeruloplasmin ist bei den chronisch-entzündlichen Adnexerkrankungen im Ejakulat nur bei 37 % der Patienten in Konzentrationen > 7,5 mg/l (Normbereich < 5 mg/l) zu finden, während es bei den akuten Adnexitiden in allen Fällen über dem Grenzwert liegt.
- Die Höhe der Spiegel beider Proteine im Ejakulat – insbesondere der des Coeruloplasmins – sollen mit dem Schweregrad der Entzündung korrespondieren, d.h. sie stellen einen Parameter für den Grad der entzündlichen Aktivität dar.
- C3 und Coeruloplasmin sind bei einer Urethritis ohne entzündliche Adnexbeteiligung im Ejakulat nicht nachweisbar. Bei Urethritis ist in der Regel die GEL erhöht.
- Bei psychisch bedingten Beschwerden im UGT (vegetatives Urogenitalsyndrom) liegen die Spiegel für C3, Coeruloplasmin und GEL im Ejakulat im Normbereich. Dadurch soll sich eine weitere Möglichkeit ergeben, diese Symptomkomplexe von entzündlichen Prozessen abgrenzen.
- Während die Erhöhungen von C3 und Coeruloplasmin und von anderen Serumproteinfraktionen im Ejakulat bei akuten und stark aktiven chronischen Entzündungen vorwiegend auf die Exsudation von Blutplasma in das entzündliche Gewebe zurückzuführen sind, wird bei dezenten chronischen Entzündungen und fehlender entzündlicher Exsudation das Komplement C3 von Makrophagen und Granulozyten vor Ort synthetisiert und ist deshalb eben auch bei diesen dezenten chronischen Entzündungsprozessen noch in erhöhten Konzentrationen im Ejakulat nachweisbar. Ob entsprechende Werte auch für das Prostataexprimat gelten, ist bisher nicht überprüft worden.

In Tabelle 1 werden die möglichen Konstellationen der beiden Parameter beschrieben.

Fehlermöglichkeiten bei der Bewertung der C3- und Coeruloplasminbestimmung

Bei Makro- und Mikrohämatospermie ist eine Aussage über einen Entzündungsprozeß in den Adnexorganen anhand dieser Parameter nicht möglich, da bei einer Blutung neben den Erythrozyten stets Plasmaproteine und mit ihnen auch C3 und Coeruloplasmin in das Ejakulat gelangen. Mittels sorgfältiger Mikroskopie des Ejakulats ist deshalb das Vorkommen von Erythrozyten (Grenzwert: < 1 Ery/GF bei 1000facher Vergrößerung) auszuschließen. In diesen Fällen sollten andere Parameter, z.B. die Granulozytenelastase und die Leukozytenzählung zur Beurteilung eines Entzündungsprozesses in der Adnexe herangezogen werden.

In seltenen Fällen wird bei negativem oder nicht erhöhtem C3–Spiegel ein grenzwertiger oder erhöhter Coeruloplasminspiegel im Ejakulat beobachtet. Diese Konstellation werten wir aufgrund unserer Erfahrungen nicht als Hinweis für einen Entzündungsprozeß. Außer methodischen Fehlern

Tabelle 1. Ergebnis der C3-/Coeruloplasmin (Coe.)-Beurteilung und GEL-Bestimmung im Ejakulat. (Nach Blenk u. Hofstetter 1991)

	Konzentration	Beurteilung
C3	> 7,5 mg/l	Hinweis für einen dezenten Entzündungsprozeß
C3 Coe.	> 7,5 mg/l bzw. negativ > 7,5 mg/l	Hinweis für einen aktiven chronischen oder akuten Entzündungsprozeß
C3 Coe. GEL	< 7,5 mg/l < 7,5 mg/l > 250 μg/l	Hinweis für Urethritis anterior und/oder posterior, aber kein Anhalt für eine Entzündung im Bereich der Adnexe
C3 Coe. GEL	< 7,5 mg/l < 7,5 mg/l < 250 μg/l bzw. negativ	Kein Hinweis für einen Entzündungsprozeß im Bereich der Adnexe und/oder Urethra

(Kontrolle durchführen) sind manchmal erhöhte Coeruloplasminspiegel im Serum als Ursache dieser Meßwerte zu eruieren.

Urethritis des Mannes

Urethralfluor, bzw. Primär- oder 1. Urin werden nativ im Lichtmikroskop beurteilt. Der Nachweis von $\geq$ 4 Granulozyten bei 1000facher Vergrößerung im Sekrettropfen des Urethralfluors bzw. $\geq$ 15 Granulozyten bei 400facher Vergrößerung im Sediment von 3 ml des 1. Urins nach 10 min Zentrifugieren bei 3000 U/min gelten als Zeichen der Urethritis (Schiefer et al. 1989, Weidner et al. 1986, Weidner und Schiefer 1988).

Urethritis der Frau

Zur Sicherung der Diagnose Urethritis wird ein Urethral- und Vaginalabstrich nach Papanicolaou gefärbt und bei 1000facher Vergrößerung im Lichtmikroskop beurteilt. Bei $\geq$ 5 Granulozyten pro Gesichtsfeld liegt eine Vaginitis oder Urethritis vor (Schiefer et al. 1989).

Epididymitis

Bei klinischem Verdacht auf Epididymitis erfolgt die weitere Abklärung entsprechend Anamnese und Alter des Patienten. Folgende Prinzipien sollten dabei beachtet werden:
- Bei fehlender Blasenentleerungsstörung und vorhandenem Urethralfluor folgt man dem Schema einer Urethritisabklärung mit Untersuchung von Urethralfluor und Ersturin einschließlich der Untersuchung auf Gonokokken und Chlamydien (Weidner u. Schiefer 1988).
- Fehlt der Urethralfluor, wird eine 4-Gläserprobe mit entsprechender mikroskopischer und mikrobiologischer Untersuchung von VB1, VB2, EPS und VB3 wie oben angegeben durchgeführt, um durch den Nachweis der Erreger der häufigen Begleiturethritiden, -prostatitiden und/oder -zystitiden eine rationale Weiterführung der Antibiotikatherapie durch das Erregerresistenzmuster zu ermöglichen (Becker et al. 1988).

• Bei älteren Patienten ab etwa 40 Jahren, vor allem bei begleitenden Blasenentleerungsstörungen, gilt der Nachweis einer Harnwegsinfektion als richtungsweisend.

5.3
Kulturelle Untersuchungen

Im urologischen Praxislabor ist eine qualitative und quantitative kulturelle Untersuchung der verschiedensten Materialien erforderlich. Dient die qualitative kulturelle Untersuchung vorwiegend der Identifizierung der Mikroorganismen, ist ihre Quantifizierung entscheidend, um Entzündungsprozesse, die häufig mit hohen Keimzahlen einzelner oder mehrerer Erreger einhergehen, von Keimbefunden abzugrenzen, die sich aus der Kontamination mit der physiologischen Standortflora des UGT ergeben (meist niedrige Keimzahlen).

Es wird allerdings darauf hingewiesen, daß bei chronischen Entzündungsprozessen im UGT oft nur niedrige Keimzahlen gefunden werden. Zur Sicherung der Diagnose einer chronischen Entzündung wie einer chronischen Pyelonephritis oder chronischen Prostatitis etc. müssen deshalb zusätzlich andere Parameter herangezogen werden, z.B. die Leukozytenzahlen, das Vorhandensein von Leukozyten- oder Eiweißzylindern im Urin, der Proteingehalt und der pH-Wert im Urin oder im Ejakulat erhöhte C_3- und Coeruloplasminspiegel. Um eine abakterielle von einer chronisch bakteriellen Prostatitis unterscheiden zu können, müssen VB_1, VB_2, EPS und VB_3 semiquantitativ auf gramnegative und grampositive Bakterien analysiert werden. Die häufigste Erregerkonstellation bei der chronisch bakteriellen Prostatitis lautet: $VB_1 < 10^3$ KbE/ml, $VB_2 < 10^3$ KbE/ml, EPS $\geq 10^4$ KbE/ml, $VB_3 \geq 10^3$ KbE/ml. Entscheidend ist jedoch eine 10fach höhere Erregerzahl in VB_3 verglichen mit VB_1 und VB_2. Auch bei Mykoplasmen gilt diese Konstellation, bei Chlamydia trachomatis ist der Erregernachweis bei typischer leukozytärer Konstellation richtungweisend.

5.3.1
Verarbeitungstechniken

Exaktes mikrobiologisch-kulturelles Arbeiten erfordert neben wenigen, aber guten Gerätschaften die Beherrschung bestimmter Ausstrich-, Fraktionierungs- und Isolierungstechniken, die im folgenden kurz besprochen werden sollen.

Geräte für das mikrobiologische Arbeiten
• Sicherheitsbunsenbrenner
• Platinösen mit Ösenhalter
• Kolbenhubpipetten
• Pipettenspitzen

Für das mikrobiologische Arbeiten werden neben einem gut funktionierenden *Sicherheitsbunsenbrenner,* dessen Flamme mit der Hand über einen Kipphebel aus- und eingeschaltet werden kann, mehrere *Platinösen* (aus 0,6 mm Platindraht) *mit Ösenhalter* und einem *Ösenständer* benötigt. Platin ist als Material für Ösen unbedingt Stahl vorzuziehen, da es bei ordentlicher Handhabung fast unbegrenzt haltbar ist und die Ösen beim Ausglühen nicht verrußen, sondern stets sauber und glatt bleiben.

Nach jedem bakteriologischen Arbeitsgang mit kontaminiertem Material wird nur der Platindraht – nicht der Ösenhalter – in der Bunsenbrennerflamme ausgeglüht.

Innerhalb weniger Sekunden ist der Platindraht abgekühlt. Um jedoch kontinuierlich durcharbeiten zu können, sollten wenigstens 3 Platinösen und ein nicht zur Öse gebogener Platindraht für die besonders feine Isolierung kleiner Kolonien aus Mischkulturen zur Verfügung stehen.

Weiterhin werden für das Pipettieren von Materialien und Flüssigkeiten am besten variabel verstellbare *Kolbenhubpipetten* mit Pipettenspitzenabwerfsystem einschließlich der notwendigen *Pipettenspitzen* benötigt. In der Regel brauchen die Pipettenspitzen nicht sterilisiert zu werden, da sie heiß gepreßt und damit keimfrei sind. Sie sollten jedoch nach Öffnung der Plastikbeutel, in denen sie geliefert werden, mit einer keimfreien Pinzette in sterile Container (vorher autoklavieren!) eingesteckt werden, damit sie nicht später durch Berührung mit den Fingern oder durch Offenstehen kontaminiert werden. Geeignet, aber teuer, sind auch Pipettenspitzen, die bereits eingesteckt in entsprechenden Containern geliefert werden (z.B. Comfort-Tips, Eppendorf, Hamburg). Weiterhin werden vor allem für die quantitative Verarbeitung sterile Glasstäbe benötigt, die am unteren Ende etwa 1–2 cm waagerecht abgebogen sind. Diese Glasstäbe muß man sich über der Bunsenbrennerflamme selbst herstellen. Nach Benutzung müssen sie in geeigneten Behältern autoklaviert werden.

Ausstrich- und Beimpfungstechnik

Ausstrichtechnik

Die quantitativ kulturellen Untersuchungen werden bei den einzelnen Keimzählverfahren (s.S. 38 ff und 50 ff) beschrieben. Für die Isolierung von Einzelkolonien aus keimzahlreichen Mischkulturen eignet sich vor allem der sog. *Dreiösenausstrich.* Hierzu wird versucht, entweder mit einer Platinöse – oder wenn es sich um sehr kleine Kolonien handelt auch mit dem geraden Platindraht – Material von einer Einzelkolonie zu gewinnen. Das Material wird in der Peripherie der Nährbodenplatte mehrmals verstrichen und dann wie in Abb. 16 gezeigt, ausgestrichen. Zwischen den einzelnen Fraktionierungsschritten ist die Platinöse durch Ausglühen zu dekontaminieren. Gelingt es nicht, Material einzelner Kolonien zu gewinnen, nimmt man mehrere Kolonien mit der Platinöse auf. Um Einzelkolonien der verschiedensten Erreger zu erhalten, wird das Material auf die gleiche Weise fraktioniert. Die Gewinnung von Einzelkolonien ist deshalb so wichtig, da

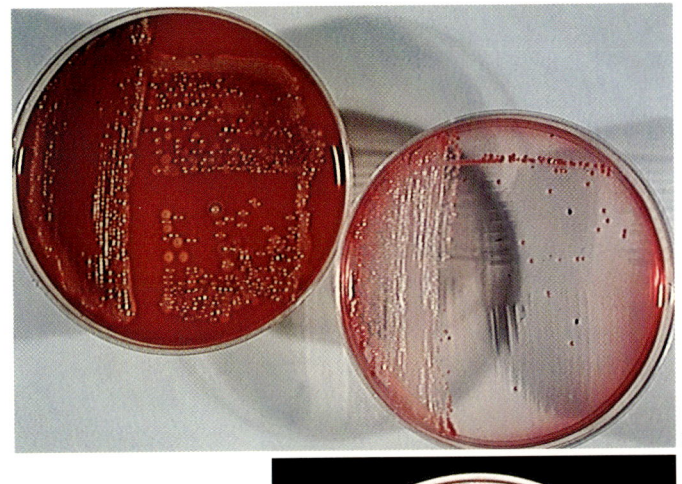

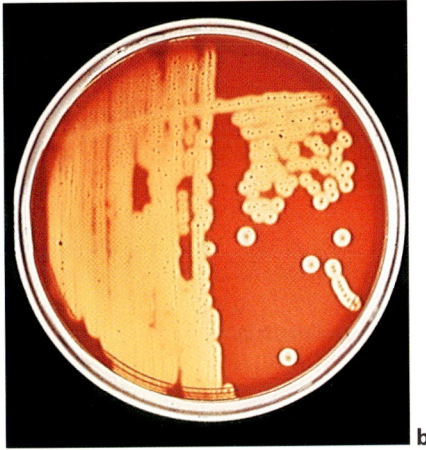

Abb. 16. **a, b** Standarddreiösenausstrich
auf Platte   **b**

nur mit Einzelkolonien eine exakte biochemische Identifizierung sowie eine
ablesbare Resistenzbestimmung zu erhalten ist.

Beimpfungstechnik

Die Beimpfung von Anreicherungsmedien (Nährbouillon) mit Material
geschieht auf folgende Weise: Mit der sterilen Platinöse (oder Pipettenspitzen) wird etwas von dem zuvor gut durchgemischten Material aufgenommen und dann in die Nährbouillon verimpft, wobei das Röhrchen am
besten schräg zu halten ist. Das hat den Vorteil, daß der Flüssigkeitsspiegel
des Nährmediums bis kurz unter die Röhrchenöffnung reicht und mit
Beimpfungsinstrumenten gut zu erreichen ist, ohne allzuweit in das Röhrchen einzutauchen. Vor dem Einführen und nach dem Ausführen der Öse
oder Pipette ist der Rand des Nährbouillonröhrchens kurz in der Bunsenbrennerflamme (ca. 1 s) zu dekontaminieren.

Bebrütungsmodalitäten und sonstige praktische Hinweise

Temperatur

Nährbodenplatten werden immer mit dem Deckel nach unten übereinander gestapelt und in den Brutschrank gestellt. Normalerweise erfolgt die Bebrütung mikrobiologischer Nährmedien bei $36\,°C \pm 1\,°C$. Eine Überschreitung der Temperatur von $37\,°C$ ist nach Möglichkeit zu vermeiden. Eher kann die Temperatur um $1-2\,°C$ unterschritten werden. Die Brutschranktemperaturen sind insbesondere nach der Aufstellung eines Brutschranks zu kontrollieren, notfalls durch Einlegen eines entsprechenden Meßthermometers. Die Grob- und Feineinstellung der Temperatur sollte, nachdem sie einjustiert wurde, mit einer Farbmarkierung versehen werden, um unbeabsichtigtes Verstellen (z. B. durch Reinigungspersonal) sofort beheben zu können.

CO_2-Bedarf

Für die Anzüchtung von Neisseria gonorrhoeae, z. B. auf Kochblutplatten, wird eine erhöhte CO_2-Spannung in der Bebrütungsatmosphäre benötigt. Diese erreicht man u. a. dadurch, daß auf die oberste der eingestellten Kochblutplatten ein brennendes Teelicht deponiert wird, welches dann, nachdem der Deckel verschlossen wurde, den Sauerstoff unter CO_2-Bildung verbrennt (Abb. 17). Nach einer gewissen Zeit, wenn im Inneren des Topfes etwa eine CO_2-Spannung von $5-10$ Vol.- % erreicht ist, erlischt die Kerze. Dafür ist ein Glastopf mit luftdicht verschließbarem Deckel (z. B. Exsikkatortopf) am zweckmäßigsten und preiswertesten. Es können allerdings auch Anaerobiertöpfe (z. B. Gas-Pak-Töpfe, Becton Dickinson, Heidelberg) verwandt werden, sie dürfen jedoch dann nur etwa bis zur Hälfte mit Platten gefüllt werden, da sonst der Kunststoffdeckel anbrennt. Darüber hinaus gibt es für diese Töpfe spezielle CO_2-erzeugende Gaskartuschen, die bei

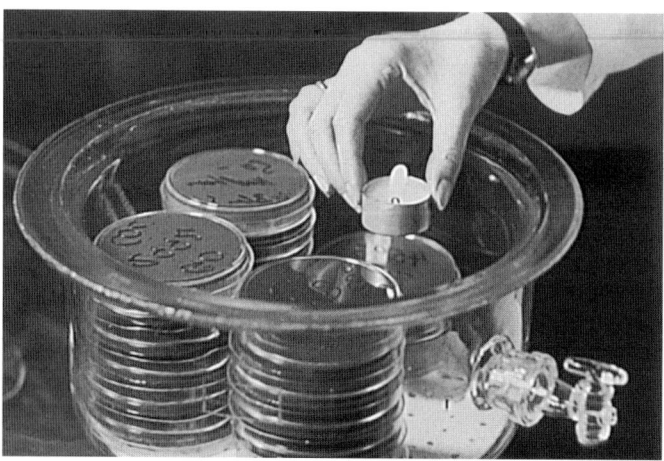

Abb. 17.   Exsikkatortopf zur Bebrütung in CO_2-haltiger Atmosphäre

verschiedenen Firmen (Becton Dickinson, Heidelberg; Unipath-Oxoid, Wesel) erhältlich sind. Die Gaskartuschen sind jedoch teurer als die Teelichter.

> **!** In der Regel ist es jedoch sehr viel kostengünstiger und sicherer, die Anzüchtung von N. gonorrhoeae einem mikrobiologischen Fachlabor zu überlassen, da die Identifizierung und Differenzierung von Gonokokken sehr viel mikrobiologische Erfahrung erfordert, die bei nur gelegentlicher Anzüchtung im urologischen Labor meist nicht erworben wird.

Bebrütungszeit

Die Bebrütungszeit für die meisten mikrobiologischen Nährmedien sollte zwischen 16–24 h betragen. Manche Erreger, wie Neisseria gonorrhoeae oder einige Arten hämolysierender Streptokokken, sind nach 48 h besser abzulesen. Generell ist durchaus, z. B. wenn ein Feiertag zu überbrücken ist, eine gute, einwandfreie Ablesung auch nach 48 h möglich. Nach dieser Zeit muß man jedoch damit rechnen, daß Proteusarten eine Blutplatte, manchmal auch den Endoagar, vollständig überschwärmt haben können.

Umgang mit Nährmedien

Da in der urologischen Praxis in der Regel Fertignährböden verwendet werden, sollten die meist zu 10–20 Stück abgepackten Nährmedien erst unmittelbar vor dem Verbrauch geöffnet werden. Die Lagerungsbedingungen der Nährbodenplatten sollten strikt beachtet werden. Eine längere Lagerung von Nährmedien im Kühlschrank ist nicht zu empfehlen, da ihnen Feuchtigkeit entzogen wird, die sich dann im Deckel als Kondenswasser ansammelt. Solche Nährmedien sind vor ihrer Benutzung unbedingt im Brutschrank zu trocknen. Dies geschieht, indem man die Platte öffnet und mit der Nährbodenseite nach unten schräg auf den Deckel der Petrischale auf-

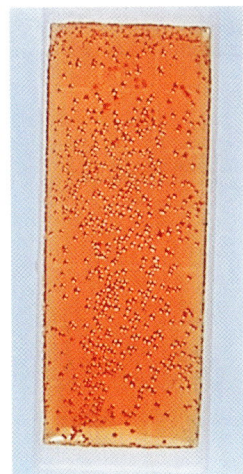

Abb. 18. Kommerzieller Eintauchnährboden (McConckey-Agar)

legt. Eine Verimpfung von Untersuchungsmaterial auf feuchte Nährmedien ist ungünstig, da der Feuchtigkeitsfilm auf dem Agar das Entstehen von Einzelkolonien verhindert.

5.3.2
Quantitativ-kulturelle Untersuchungen

Für die Bestimmung der Keimzahlen in allen Untersuchungsmaterialien, die in der urologischen Praxis anfallen, ist nur die *Keimzählung in der Oberflächenkultur* zu empfehlen, da sie die für eine Befundbewertung erforderliche Zuverlässigkeit bietet. Ein weiteres Verfahren zur Keimzahlbestimmung, das allerdings nur für den orientierenden Keimnachweis im Urin geeignet ist, ist das *Objektträgereintauchverfahren* (Abb. 18 und 19). Ein drittes, in der Bakteriologie sehr gängiges Verfahren, ist das *Gußplattenverfahren,* d.h. die Einbringung von Aliquots des Untersuchungsmaterials in den abgekühlten, aber noch flüssigen Nähragar. Dieses Verfahren ist jedoch wegen des technischen Aufwands in der urologischen Praxis nicht praktikabel. Im folgenden wird daher nur die Keimzählung der Oberflächenkultur und das Objektträgereintauchverfahren dargestellt und kritisch nach Vor- und Nachteilen bewertet.

Keimzahlbestimmung in Oberflächenkulturen
Die Technik der semiquantitativen Oberflächenkultur ist ein hinreichend genaues Keimzählungsverfahren und bietet darüber hinaus den Vorteil des Nachweises aller urologisch relevanten Erreger und in der Regel die Möglichkeit, isolierbare Einzelkolonien für die biochemische Differenzierung und Resistenzbestimmung zu erhalten. Weiterhin kann die Beteiligung verschiedener Erreger bei Mischinfektionen gut abgeschätzt und eine Keim-

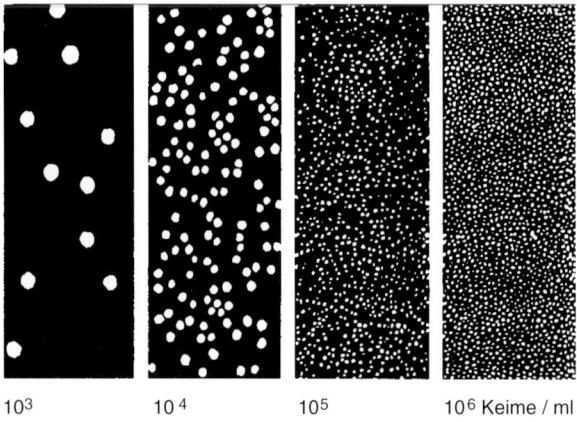

10^3 10^4 10^5 10^6 Keime / ml

Abb. 19. Semiquantitative Keimzahlbestimmung

zählung auf den urologischen Standardkulturen ohne zusätzlichen Materialverbrauch durchgeführt werden.

Semiquantitative Oberflächenkulturen werden entweder mit einer kalibrierten Platinöse (Fassungsvermögen 0,01 ml) oder einer Automatikpipette (Fassungsvermögen 0,01 ml) wie folgt durchgeführt:

- Pipettenspitze oder Platinöse durch Eintauchen in das vorher gründlich gemischte (Whirl-Mix!) Untersuchungsmaterial füllen.
- Untersuchungsmaterial auf den Viertelpunkt des Durchmessers einer Blutplatte, eine 2. Materialprobe an gleicher Stelle auf einen Endoagar (bzw. McConkey-Agar) aufbringen und sofort anschließend mittels Platinöse gleichmäßig über ein Drittel der Plattenfläche verteilen.
- Mit der Platinöse aus dem mit Material beschickten Bereich durch 1–2 Impfstriche eine die Fraktionierung über die ganze Länge des noch freien Raumes der Nährbodenplatte anlegen (s. Abb. 16 und 22).
- Nach 16- bis 24stündiger Bebrütung bei 36 °C ± 1 °C werden die Kolonien ausgezählt. Die Keimzahl/ml ergibt sich aus der festgestellten Anzahl der Kolonien × 100 bei 10 µl Menge (Platinöse oder Pipette). Dabei können Keimzahlen ab 10^3/ml, entsprechend 10 identischer Kolonien und darüber abgelesen werden. Bei einem anderen Verfahren werden 0,1 ml Urin mit 2,4 ml Bouillon verdünnt und von der Verdünnung 0,1 ml auf die Platte aufgetragen (Verdünnung 1:25, Keimzahl × 250 = Keimzahl/ml).

> Im Prinzip kann die Keimzahl auf der gleichmäßig beimpften Drittelfläche der Platte semiquantitativ wie beim Eintauchobjektträger abgelesen werden.

- Nach der visuellen Diagnostik erfolgt das Abimpfen der Kolonien zur biochemischen oder serologischen Identifizierung und zur Resistenzbestimmung.

Objektträgereintauchverfahren

Als orientierender Keimnachweis bietet das Objektträgereintauchverfahren für die tägliche Praxis eine hinreichende Zuverlässigkeit für die Keimzahlbestimmung, wenn es dem behandelnden Arzt um die Aussage geht, ob eine relevante Keimzahl grampositiver oder gramnegativer Erreger bei einer Harnwegsinfektion vorliegt (s. Abb. 19).

Von den verschiedensten Firmen werden dafür vorgefertigte, mit Agar beschichtete Objektträger angeboten, die neben einer Nähragarseite eine 2. Seite enthalten, die mit ein oder 2 Selektivnährböden beschichtet ist (s. Abb. 18).

Neben den unzweifelhaften Vorteilen der Objektträgereintauchverfahren, die in der unkomplizierten Handhabung liegen (der agarbeschichtete Objektträger wird lediglich kurz in den frisch gelassenen Urin eingetaucht, wieder herausgenommen und dann 24 h bebrütet), sollten allerdings die *Nachteile* nicht übersehen werden:

- Das Objektträgereintauchverfahren ist nur in Urin anwendbar.
- Eine visuelle Differenzierung – insbesondere der grampositiven und gramnegativen Erreger – ist dem Ungeübten meist nicht möglich.
- Eine Isolierung von Einzelkolonien zur sofortigen Identifizierung und Resistenzbestimmung ist bei Vorliegen einer bakteriellen Mischinfektion mit hohen Keimzahlen meist nicht möglich.
- Der Nachweis relevanter Keimzahlen im grampositiven oder gramnegativen Präparat ($> 10^4$/ml) macht daher meist eine zusätzliche bakteriologische Kultur erforderlich, um die für die Differenzierung und Resistenzbestimmung notwendigen Einzelkolonien zu erhalten.
- Hämolysierende Streptokokken der verschiedensten Serogruppen – vor allem hämolysierende Streptokokken der serologischen Gruppe B – werden auf der Nähragarseite wegen ihres sehr kleinen Koloniewachstums sehr oft übersehen, obwohl sie bei etwa 5 % der Harnwegsinfektionen beteiligt sind.

Zusammenfassend kann gesagt werden, daß die Keimzahlbestimmung mittels Objektträgereintauchverfahren Keimzahlen von 10^3/ml nicht erfaßt, obwohl diese eine klinische Relevanz haben können. Es ist zwar eine schnelle und einfache Methode zum orientierenden semiquantitativen Keimnachweis, die jedoch in der urologischen Praxis in ihrem Einsatzbereich auf folgende Indikationen begrenzt werden sollte:
- akute, unkomplizierte Zystitis, z. B. Honeymoon-Zystitis,
- orientierender, semiquantitativer Keimnachweis zum Ausschluß einer Harnwegsinfektion bei Routineuntersuchungen,
- orientierender Erregernachweis zur Kontrolle einer antibiotischen Therapie, wenn die verursachenden Erreger bekannt sind,
- semiquantitative Fixierung des frischen Urins durch Benetzung eines kommerziell erhältlichen Eintauchnährbodens mit Urin, wenn die bakteriologische Urindiagnostik nicht im eigenen Labor durchgeführt und das Material deshalb in ein Laborinstitut verschickt wird *(zum Eintauchobjektträger aber stets noch zusätzlich 10 ml Urin miteinsenden,* um dem Mikrobiologen die Möglichkeit der exakten Keimzahlbestimmung und der Isolierung von anspruchsvollen Erregern zu geben).

Keineswegs eignet sich das Objektträgereintauchverfahren dazu, auf ihm noch eine Resistenzbestimmung durchzuführen (Abb. 20). Solche Verfahren sind als obsolet zu bezeichnen und sollten auch in einem urologischen Praxislabor nicht geübt werden.

5.3.3
Prüfung auf antibakterielle Wirkstoffe

In der Regel wird der Urologe bei seinen eigenen Patienten wissen, ob sie während der Materialabgabe oder -entnahme unter einer Antibiotikatherapie stehen. Bei neu zugewiesenen Patienten wird er sich manchmal mit der Frage konfrontiert sehen, ob eine geringe Keimzahl oder ein steriler Urin die Folge einer vorangegangenen Antibiotikabehandlung ist. Eine Prüfung

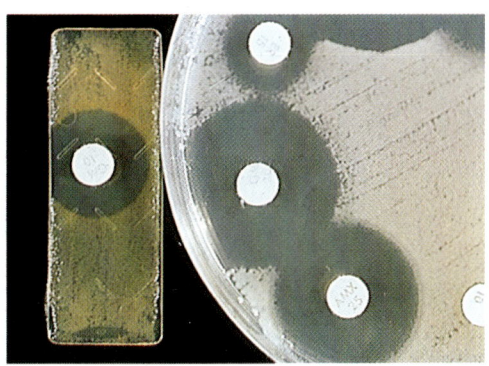

Abb. 20. Fehlerhafte Resistenz-
überprüfung auf Eintauchnährboden

auf die antibakterielle Aktivität des Untersuchungsmaterials (Hemmstofftest) kann dann notwendig werden, wenn beispielsweise die Frage geklärt
werden soll, ob eine 2 Tage zuvor abgeschlossene Antibiotikatherapie noch
Wirkstoffspiegel im Urin oder Ejakulat hinterlassen hat. Um diese Frage zu
beantworten, wird folgendermaßen vorgegangen:

- Zirka 0,5 ml einer etwa 10^5 Sporen von Bacillus subtilis/ml (ATCC 6633)
  enthaltenden Suspension werden auf einer *Nährbodenplatte* (z.B. mit
  Mueller-Hinton-Agar) ausgespatelt. Zirka 15 min bei Zimmertemperatur
  stehen lassen, bis die Suspension eingezogen ist.
- Steriles Filterpapier von 6 μm Porendurchmesser mit der Urin- bzw. Eja-
  kulatprobe tränken und auf die Platte auflegen.
- Platte ca. 16–24 h bei 37 °C bebrüten.

Die Ausbildung eines Hemmhofs, unabhängig von seiner Größe, wird als
Nachweis antibakterieller Stoffe angesehen (positiver Hemmstofftest). In
diesem Fall ist das Ergebnis der kulturellen Untersuchung nur eingeschränkt verwertbar.

Alternativ können kommerziell erhältliche *Hemmstoffteststreifen* verwendet werden, die allerdings relativ teuer sind. Nach Benetzen der Test-

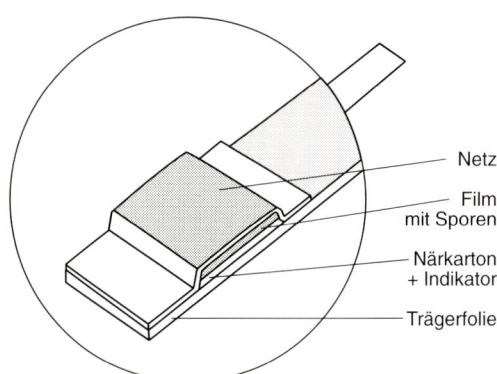

Netz

Film
mit Sporen

Närkarton
+ Indikator

Trägerfolie

Abb. 21. Schematischer
Aufbau eines kommerziel-
len Hemmstofftests

streifen mit Urin und Bebrütung bei 37 °C über 24–48 h behalten diese bei Vorhandensein antimikrobieller Substanzen im Urin ihre weiße Farbe. Falls keine antimikrobiellen Substanzen im Urin vorhanden sind, reduzieren die auf dem Teststreifen aufkeimenden Bacillus-subtilis-Bakterien den weißen Farbstoff zu einem rosaroten Aglycon (Micur, Boehringer, Mannheim) oder einem blauen Formazan (Urotest, Merck, Darmstadt) (Abb. 21).

5.3.4
Standardmedien

Die Standardkulturen in der urologischen Mikrobiologie haben das Ziel, einerseits alle relevanten, fakultativ pathogenen, aeroben Mikroorganismen anzuzüchten, andererseits nach Möglichkeit eine gewisse Differenzierung zwischen grampositiver und gramnegativer Keimflora vorzunehmen. Darüber hinaus ist für gewisse Materialien in speziellen Fällen, z. B. Ejakulat, Prostataexprimat oder Nierenbeckenurin, ein Anreicherungsmedium, also eine zusätzliche *Nährbouillon,* erforderlich.

Für die gewöhnliche Diagnostik von Harnwegsinfektionen mittels Mittelstrahlurin kann auf das Anlegen einer Nährbouillon verzichtet werden, da häufig Keime, die nur nach Anreicherung zu isolieren sind (Keimzahl $< 10^2$/ml) in der Regel wegen der geringen Keimmenge keine Bedeutung haben.

Als Standardnährmedien haben sich der *Blutagar* als Grundmedium für alle aeroben Bakterienarten in der Bakteriologie sowie der *Endo- oder alternativ der McConkey-Agar* als Selektivmedium für vorwiegend gramnegative Erreger wie Enterobacteriaceen und Pseudomonadaceen bewährt. Bei gut eingestelltem Endoagar sollten von den grampositiven Bakterien nur die Enterokokken und darüber hinaus die Sproßpilze auf diesem Selektivmedium wachsen.

Für die Durchführung einer standardisierten Resistenzbestimmung mittels antibiotikabeladener Testblättchen im Agardiffusionsverfahren ist ein weiterer, hemmstofffreier Nährboden (Müller-Hinton-Agar oder Iso-Sensitestagar) erforderlich.

In der Regel werden diese Standardmedien für das urologische Praxislabor kommerziell erworben. Die eigene Herstellung dieser Nährmedien ist wegen des damit verbundenen technischen Aufwandes in der Regel nicht zu empfehlen und wird deshalb im folgenden auch nicht beschrieben.

Blutagar

Der Blutagar ist ein Nährboden, der allen in der Urologie relevanten, fakultativ pathogenen und nichtpathogenen, aeroben Mikroorganismen ausreichende Wachstumsbedingungen bietet. Er enthält:

- Agar-Agar
- Fleischextrakt
- Peptone

- Natriumchlorid
- zwischen 5 und 10 % defibriniertes Schafsblut.

Der pH-Wert ist in der Regel auf 7,3±0,2 eingestellt. Die Bebrütung von Blutplatten zur Anzüchtung von Mikroorganismen erfolgt unter aeroben Bedingungen bei 36 °C ± 1 °C für 16–24 h. Stark bewegliche Bakterien – wie Proteusarten – können allerdings innerhalb von 24 h die gesamte Platte überschwärmen und so die Isolierung einer evtl. relevanten Begleitflora sehr erschweren.

> Auf einer Blutplatte sollte daher immer nur ein Material eines Patienten verimpft werden.

Endo- und McConkey-Agar

Endoagar
Der Endoagar ist ein Selektivmedium, auf dem grampositive Bakterien wie Staphylokokken, Streptokokken u.a. durch Fuchsin und Natriumsulfit gehemmt werden. Die Verwertung von Laktose durch E. coli bzw. coliforme Bakterien unter Bildung von Säure und Aldehyd führt bei E. coli durch freigesetztes Fuchsin zu dem typischen metallischen Glanz (Abb. 22). Aldehyd wiederum setzt Fuchsin aus der Sulfitverbindung frei und färbt die Enterobacteriaceen in der Regel rot.

Das Endomedium enthält:
- Agar-Agar
- Peptone

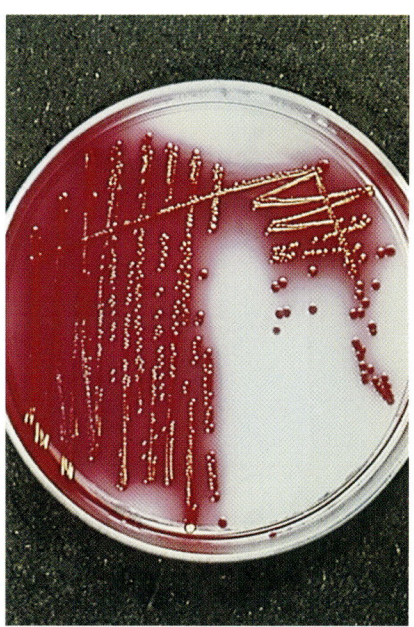

Abb. 22. Metallisch glänzende E.-coli-Kultur

- Laktose
- Dikaliumphosphat
- Natriumsulfit
- der pH-Wert liegt bei 7,5±0,2.

Der Endoagar sollte so eingestellt sein – und dieses sollte bei jeder Charge einmal geprüft werden – daß Enterokokken nach 24 h kleine, zarte, blaß-rosa Kolonien bilden. Dieses Wachstum der Enterokokken auf Endoagar bietet einen wichtigen differentialdiagnostischen Hinweis zur Abgrenzung gegenüber bestimmten B-Streptokokken. Darüber hinaus bilden Sproßpilze nach 24–48 h weiß-rosa Kolonien auf dem Endoagar.

McConkey-Agar

Anstelle des Endoagars hat sich auch der McConkey-Agar zum Nachweis, zur Isolierung und Keimzählung von Enterobacteriaceen und Pseudomona-daceen im klinischen Material bewährt. Er kann darüber hinaus zur Diffe-renzierung von pathogenen Darmbakterien, Yersinien u.a. benutzt werden. Nachteil des McConkey-Agars ist unzweifelhaft, daß auf manchen Ver-sionen neben den Enterobacteriaceen und Pseudomonadaceen auch gram-positive Kokken – wie Staphylokokken – wachsen.

Das McConkey-Medium enthält:
- Agar-Agar
- Pepton
- Laktose
- Gallensalze
- Neutralrot mit oder ohne 0,5 % Natriumchlorid.

Es ist sicher eine Gewohnheitssache, mit welchem der beiden Nährmedien – Endo- oder McConkey-Agar – man für die Enterobacteriaceendiagnostik arbeitet. Manche Untersucher bevorzugen den Endoagar, weil er für die urologische Bakteriologie eine erste visuelle Diagnostik besser gestattet als der McConkey-Agar. Darüber hinaus ermöglicht er gleichzeitig die Anzüch-tung von Enterokokken und Sproßpilzen.

Nährbouillon

Als Anreicherungsmedium zum Nachweis geringer Keimmengen bei spezi-ellen Fragestellungen im Ejakulat, Prostataexprimat oder bei Blasenpunk-tions- bzw. Nierenbeckenurin – vor allem bei chronischer Pyelonephritis oder chronischer Prostatitis – kann in Einzelfällen zusätzlich eine Nähr-bouillon erforderlich sein. Zur Anzüchtung der relevanten Erreger reicht hierfür eine einfache Nährbouillon.

Sie enthält:
- Fleischextrakt
- Pepton
- Dextrose
- Natriumchlorid.

Der pH–Wert wird in der Regel auf 7,4±0,1 eingestellt. Nährbouillons werden ebenfalls 24 h bei 36 °C±1 °C bebrütet und dann auf die Standardkultur-
medien ausgestrichen.

Standardmedien für die Resistenzprüfung

Für die Empfindlichkeitsprüfung von Mikroorganismen gegenüber Antibiotika und Sulfonamiden nach dem Agardiffusionsverfahren mittels anti-
biotikabeschickter Testblättchen sollen nur noch standardisierte, der
DIN-Norm Nr. 5489 entsprechende Sensibilitätstestnährböden verwendet
werden. Gebräuchlich ist Müller-Hinton-Medium. Das augenblickliche
Optimum stellen aber halbsynthetische Nährmedien dar, die in ihrer
Zusammensetzung noch besser standardisiert sind und allen Anforderungen einer exakten Antibiotika- und Chemotherapeutikatestung gerecht
werden (z. B. der Iso-Sensitest-Agar, Unipath-Oxoid, Wesel).

5.3.5
Spezialnährmedien und Selektivmedien

Enterokokkenagar

Da die Differentialdiagnose von Enterokokken mittels Blut- und Endoagar
immer wieder Schwierigkeiten bereitet, kann zusätzlich zu den Standardmedien ein spezielles Enterokokkenmedium – entweder als Primärkultur
oder aber nach Abimpfung verdächtiger Kolonien als Identifizierungsme-
dium – für Enterokokken verwendet werden.

Hierzu werden von der Industrie verschiedene Enterokokkenselektivme-
dien angeboten, die vor allem Natriumazid in einer Konzentration enthalten, die ein bevorzugtes Wachstum von Enterokokken ermöglicht (Abb. 23).
Die Bebrütungsmodalitäten sind die gleichen wie bei den Standardmedien.

Kochblutagar nach McLeod

Für die Anzüchtung von Neisseria gonorrhoeae – dem wichtigsten anspruchsvollen Mikroorganismus, der in der urologischen Bakteriologie diagnostiziert
werden kann – ist die Verwendung eines Spezialmediums, des sog. Kochblut-
agars mit und ohne Antibiotikazusatz nach McLeod erforderlich.

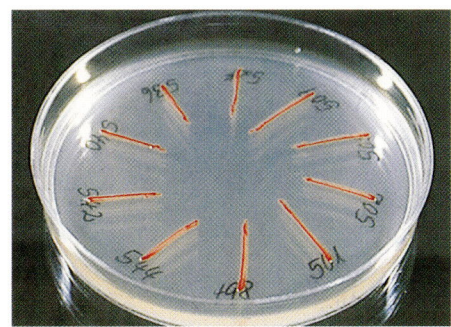

Abb. 23.   Kommerzieller Enterokokken-
nährboden

Das antibiotikafreie Medium enthält:
- Agar-Agar
- verschiedene Aminosäuren und Vitamine
- Stärke
- Kochsalz
- Glukose
- 8–10 % auf 80 °C erhitztes Schafsblut.

Aus den Schafserythrozyten wird eine Reihe von zusätzlichen Wuchsstoffen wie Hämin und NAD* für die Anzüchtung anspruchsvoller Erreger wie Neisseria gonorrhoeae und Hämophilusarten freigesetzt. Für die Anzüchtung von Neisseria gonorrhoeae ist darüber hinaus eine erhöhte CO_2-Spannung notwendig (Kerzenflammenverfahren). Die Inkubation zur Anzüchtung von Neisseria gonorrhoeae erfolgt 24–48 h bei 37 °C. Für Vaginal-, Zervikal- und vor allem Rektalabstriche ist aber unbedingt ein Kochblutagar mit Antibiotikakombinationen (Vancomycin + Trimethoprim + Colistin + Amphotericin B) zur Hemmung der unerwünschten Begleitflora der Schleimhäute zu empfehlen.

Selektivmedien zur Anzüchtung von Sproßpilzen
Sproßpilze, d. h. Candidaarten, sind die wichtigsten Erreger für den mykologisch tätigen Kollegen, da sie sowohl beim Mann als auch bei der Frau Harnwegs- und Genitalinfektionen hervorrufen können. Ihr kultureller Nachweis ist relativ einfach und sollte im urologischen Labor beherrscht werden. Als Nährmedium werden von der Industrie verschiedenste Selektivmedien wie Kimmig-Agar, Malzextraktagar, Sabouraud-Agar u.a. angeboten, die ein Antibiotikum enthalten sollten, um das Wachstum der bakteriellen Begleitflora zu unterdrücken, so daß es zum selektiven Anwachsen der sich meist langsamer replizierenden Hefen kommt. Als gängige antibakterielle Substanzen werden Neomycin, Streptomycin, Penicillin, Chloramphenicol oder Gentamycin verwendet. Neben Agar-Agar enthalten Pilznährböden hohe Konzentrationen von Kohlenhydraten. Der pH-Wert der Nährmedien liegt meist niedrig (pH 3,5–5,5). Grundsätzlich ist zwar eine Kultivierung der Hefen auch auf dem Endoagar möglich, doch kann hier besonders nach 24 h die Identifizierung für den Nichtgeübten einige Schwierigkeiten bereiten. Bei entsprechenden klinischen Verdachtsfällen, z. B. bei Patienten mit Diabetes mellitus, mit langdauernder Antibiotikaeinnahme oder unter immunsuppressiver Therapie, ist deshalb eine spezielle Verarbeitung – vor allem von Urin – auf einem entsprechenden Candidaselektivmedium indiziert. Die weitere Differenzierung der Sproßpilze in der urologischen Praxis erscheint uns nicht notwendig, da sie keine direkten therapeutischen Konsequenzen nach sich zieht. Wird aus epidemiologischen Gründen eine Differenzierung der Sproßpilze gewünscht, so sollten die Sproßpilzselektivmedien an ein kompetentes mikrobiologisches Fachlaboratorium versandt werden.

6 Erregerspektrum und bakteriologische Systematik

6.1
Aufbau und Merkmale der Bakterien

Bakterien werden unter dem Oberbegriff „Prokaryonten" zusammengefaßt und stellen meist sehr kleine, 0,2 bis wenige μm messende, eigenständige, einzellige Lebewesen dar, die sowohl über DNA wie RNA verfügen und einen unabhängigen Stoffwechsel besitzen. Die Erbmasse ist in einem ringförmigen Chromosom (Kernäquivalent) untergebracht. Daneben verfügen die Bakterien häufig noch über extrachromosomale DNA, sog. Plasmide, die bei der Zellteilung ebenfalls an die Tochtergeneration weitergegeben werden kann. Das Zytoplasma wird umschlossen von einer semipermeablen Zellmembran, die wiederum bei den meisten Bakterien – mit Ausnahme der Mykoplasmen – von einer weiteren schützenden, aus Mucopolysacchariden bestehenden, Mureinzellwand umgeben wird, die beide eine wichtige Diffusions- und Stoffwechselbarriere darstellen. Die Vermehrung der Bakterien erfolgt in der Regel durch Querteilung, wobei Regenerationszeiten von 20 min (E. coli) bis zu vielen Stunden (Tuberkelbakterien 20 h) oder Tagen vorkommen. Die Grundmerkmale des Aufbaus sind in Abb. 24 schematisch dargestellt.

6.1.1
Weitere Eigenschaften der Bakterien

Viele Bakterien besitzen neben der festen, aus Murein bestehenden Zellwand eine zusätzliche extrazelluläre Schleimkapsel (z.B. Klebsiellen, Pneumokokken), die einen zusätzlichen Schutz gegen Abwehrmechanismen höherer Wirtsorganismen darstellen. Zur Fortbewegung verfügen einige Bakterien oft über eine oder mehrere Flagellen (Geißeln). Zum anderen haben einige Bakterien die Fähigkeit erworben, Dauerformen – sog. Sporen – zu bilden, die sehr resistent gegen Hitze, Austrocknung etc. sind und auch in Zeiten mit ungünstigen Lebensbedingungen ein Überleben gestatten.

Weiterhin werden bei Bakterien sog. „Pili" oder „Fimbrien" gefunden. Das sind Zellorganellen, die zur Anheftung an andere Bakterien zum Zwecke der Konjugation oder der Übertragung extrachromosomaler DNA

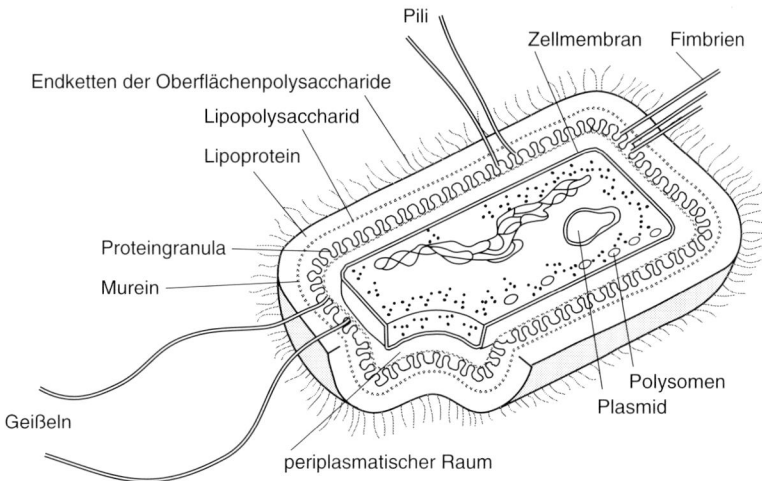

Abb. 24.   Schema des Aufbaus einer gramnegativen Bakterienzelle. (Madaus, mit freundlicher Genehmigung)

(Plasmide) oder auch zur Adhäsion an höhere Zellen, z. B. menschliche Epithelzellen, dienen. Diese Anheftung stellt oft den ersten Schritt bei der Entstehung einer Infektion dar. Pili zählen zu den Pathogenitätsmerkmalen und werden im folgenden Kapitel näher beschrieben.

6.1.2
Pathogenitätsfaktoren von Bakterien und genetische Disposition des Wirts

Seit vielen Jahren ist bekannt, daß für Infektionen im Urogenitaltrakt – vor allem für chronisch-rezidivierende Infektionen – Virulenzfaktoren der Bakterien und die genetische Disposition des Wirts eine bedeutende Rolle spielen. So wurde Ende der 70er Jahre herausgefunden, daß Enterobacteriaceen über Adhärenzfaktoren verfügen, mit denen sie zu Oberflächenliganden der Wirtszelle oder zu dem den Schleimhäuten anhaftenden Mukus Verbindung aufnehmen. Diese *Adhäsine* sind bei manchen Bakterien auf besonderen Strukturen, den sog. *Fimbrien* oder *Pili*, lokalisiert (s. Abb. 24). Aber auch die äußere Zellwand der Bakterien oder deren Kapsel kann adhäsive Strukturen tragen (afimbriale Adhäsine) und mit ihnen den Kontakt zu Oberflächenstrukturen der Wirtszelle herstellen. Die Anheftung der Bakterien an eine Urothelzelle verhindert beispielsweise das Ausschwemmen der Erreger durch den Urinfluß bei der Miktion.

Inzwischen konnten verschiedene Typen von Fimbrien nachgewiesen werden, die sich u.a. durch die Agglutination differenter Tiererythrozyten charakterisieren lassen. Die Typ-I-Fimbrien können z. B. durch die Agglutination von Pferdeerythrozyten nachgewiesen werden – eine Reaktion, die durch Zugabe von Mannose aufgehoben wird (mannosesensitive Fimbrien). Sie sind die am weitesten verbreiteten Adhärenzfaktoren bei E. coli. Seltener sind die sog. mannoseresistenten Fimbrien vom Typ II, deren Agglutination nicht durch Mannose gehemmt wird. Nur etwa 7–10 % der intestinalen E. coli tragen diese Typ-II-Fimbrien. Demgegenüber weisen 85–100 % der Colibakterien, die bei chronischer Pyelonephritis isoliert werden und 23 % der E. coli, die bei Zystitis isoliert werden, diese Fimbrien vom Typ II auf. Afimbriale Adhäsine werden häufig (78 %) bei Colibakterien gefunden, die von Patienten mit chronisch-rezidivierenden Zystitiden isoliert wurden. Diese afimbrialen Adhäsine besitzen dabei eine besondere Affinität zu bestimmten Blutgruppenfaktoren wie P1, Dr+ und MN.

Neben diesen Adhäsinen gehören zu den Virulenzfaktoren der Bakterien *Exo- oder Endotoxine,* z. B. Hämolysine. 73 % aller E.coli–Isolate bei Harnwegsinfektionen sind hämolysierende Stämme, während im Fäzes nur etwa 52 % hämolysierende E. coli gefunden werden. Darüber hinaus sind *bestimmte Enzymsysteme* der Bakterien als Virulenzfaktoren anzusehen. So ist z. B. die Urease bei Proteus, Klebsiellen, Ureaplasmen und Enterobacter wahrscheinlich für die Bildung von Harnsteinen mitverantwortlich. Derartige Enzymsysteme stellen eine Verstärkung der pathogenen Potenz bestimmter Mikroorganismen dar.

Neben diesen, den Mikroorganismen zuzurechnenden Pathogenitätsmerkmalen, finden sich auch auf seiten des Wirts genetisch determinierte Eigenschaften, die eine gewisse Disposition für die Aquirierung von Infektionen darstellen. So weisen z. B. 68 % der Mädchen mit einer chronisch-rezidivierenden Pyelonephritis das Blutgruppenmerkmal P1 auf, das in der Normalbevölkerung nur bei etwa 31 % vertreten ist. Chronisch-rezidivierende Zystitiden scheinen mit dem nicht sezernierenden oder rezessiven Blutgruppenmerkmal Lewis (*a+/b−* oder *a−/b−*) verbunden zu sein.

> **!** Zusammenfassend spielen für Angehen, Persistenz und Rezidive von Infektionen sowohl Faktoren seitens der Mikroorganismen (Virulenzfaktoren) als auch genetisch determinierte Eigenschaften des Wirtes und seiner Zellen eine bedeutende Rolle, deren Ausmaß, Umfang und Einzelheiten derzeit nur in begrenztem Umfang bekannt sind.

6.2
Wirkungsmechanismen der antimikrobiellen Therapeutika

Antimikrobiell wirksame Substanzen

Sie werden von verschiedenen Organismen – wie Bakterien, Pilzen, Flechten, Algen und höheren Pflanzen – gebildet. Sie haben sich im Laufe der Evolution in diversen Variationen entwickelt. Sie sind in der Lage, Mikroorganismen in ihrem Wachstum zu hemmen oder abzutöten. Der Vorteil der Bildung solcher antimikrobiell wirksamer Substanzen liegt in dem Überlebensvorteil des auch im Mikrokosmos stattfindenden Konkurrenzkampfes um Nahrungs- und Lebensräume begründet.

Nach der Entdeckung des Penicillins durch *Fleming* (1938) sind eine Vielzahl antimikrobiell wirksamer chemischer Verbindungen bei verschiedenen Prokaryonten und Eukaryonten entdeckt worden. Aus diesen in der Natur vorkommenden Substanzgruppen hat der Mensch durch chemische Veränderungen an den Molekülen hochwirksame halb- oder vollsynthetische Antibiotika entwickelt. Darüber hinaus ist es den Biochemikern gelungen, neue Substanzgruppen zu synthetisieren, die über eine hohe antibakterielle Aktivität verfügen, z. B. die fluorierten 4-Chinolone (Gyrasehemmer).

Die *antibakteriell wirkenden Substanzen* haben unterschiedliche Angriffspunkte:
- die Zellwandsynthese
- die Zellmembransynthese
- den Proteinstoffwechsel
- die Nukleinsäuresynthese.

So greifen z. B. die β-Laktamantibiotika (Penicilline, Cephalosporine, Carbapeneme) vorwiegend in die Zellwandsynthese ein, während Substanzgruppen wie Aminoglykoside, Makrolide, Lincomycine und die Trimethoprim-Sulfonamid-Kombinationen vorwiegend an definierten Stellen des Proteinstoffwechsels interferieren. Die synthetisch entwickelten fluorierten 4-Chinolone (Gyrasehemmer) oder auch das Rifampicin greifen darüber hinaus in den Nukleinsäurestoffwechsel ein.

Die unterschiedlichen Angriffspunkte führen auch zu unterschiedlicher antibakterieller Wirksamkeit, wobei man zwischen primärer Bakterizidie (Gyrasehemmer), sekundärer Bakterizidie (Penicilline, Cephalosporine) oder Bakteriostase (Tetracycline, Makrolide, Lincosamine) unterscheidet.

Bakteriostatisch wirksame Substanzen bedürfen zu ihrer vollen Wirksamkeit immer einer intakten körpereigenen Abwehr, während Substanzen, die sekundär oder gar primär bakterizid wirken, Bakterien auch ohne ein intaktes Immunsystem abtöten können.

Abwehrmechanismen der Bakterien
Da sich die antimikrobiell wirksamen Verbindungen im Laufe von Hunderten von Millionen Jahren entwickelt haben, wurden von den betroffenen Mikroorganismen im Laufe der Evolution verständlicherweise auch Gegenmechanismen etabliert. So ist es den Bakterien gelungen, ihre Zellwand oder ihre Zellmembran gegen das Eindringen der Antibiotika abzudichten. Sie haben Enzyme entwickelt, die die Antibiotika abbauen (z. B. β-Laktamasen). Oder sie haben bestimmte Stoffwechselwege, die Interventionspunkte bestimmter Antibiotika darstellen, so verändert, daß eine Hemmung bestimmter Syntheseschritte nicht mehr stattfinden kann. Diese von den Bakterien entwickelte Resistenz gegen Antibiotika ist entweder *chromosomal kodiert,* z. B. die Resistenz von Pseudomonas gegenüber dem Penicillin,

oder aber an extrachromosomale DNA, sog. *Plasmide* (R-Faktoren) gebunden. Plasmide kommen nur bei Prokaryonten vor. Sie können außer bei der Zweiteilung auf die Tochterzelle auch zwischendurch auf andere Bakterien der gleichen, aber auch auf andere Spezies, übertragen werden. So ist dieses kodierte Plasmid in der Lage, sich sehr rasch in der Bakterienpopulation eines Wirts auszubreiten. Demgegenüber sind Resistenzen, die auf mutagene Veränderungen am Genom beruhen (z.B. gegen Gyrasehemmer) einer relativ langsamen, schrittweisen, klongebundenen Verbreitung unterworfen, da nicht jede Mutation eine Positivmutation ist, sondern auch viele Negativmutationen mit erheblichen Selektionsnachteilen entstehen. Darüber hinaus ist nur eine vertikale Verbreitung auf die Tochtergenerationen möglich.

6.3
Verfahren zur Keimidentifizierung

6.3.1
Färberisches Verhalten

Die unterschiedlich strukturierte muraminsäurehaltige Zellwand der Bakterien hat zur Folge, daß sie sich mit verschiedenen organischen Farbstoffen unterschiedlich anfärbt (s. Kap. 3, Abb. 11b und Abb. 25). Die in der Bakteriologie nach wie vor wichtigste Färbung wurde 1884 vom dänischen Internisten *Hans Christian Gram* beschrieben und gestattet seither eine Aufteilung der Bakterien in zwei große Gruppen, sog. „grampositive" und „gramnegative" Keime. Nach wie vor erlaubt diese Einteilung in der Mikrobiologie eine sinnvolle, deskriptive Charakterisierung in gramnegative oder grampositive Kokken, Diplokokken, Kettenkokken, Stäbchen, Kommaförmige oder Spiralförmige.

> **!** Das färberische Gramverhalten und die Beschreibung der Morphologie der gefundenen Mikroorganismen gehört zu den wichtigsten Primärkriterien der Diagnostik in der praktischen Mikrobiologie.

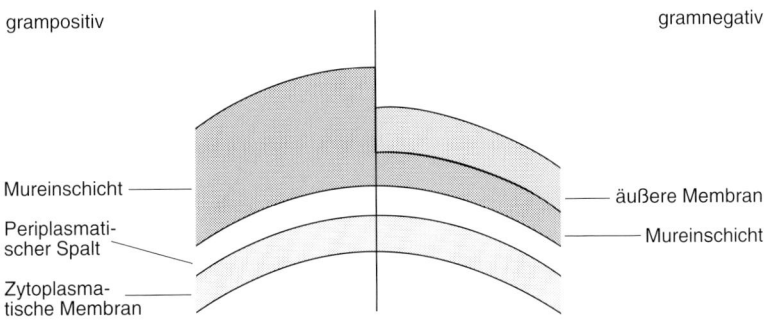

Abb. 25. Schema der grampositiven und gramnegativen Bakterienzellwand

So gibt die Gram-Färbung des Originalmaterials dem erfahrenen Untersucher bereits wichtige Hinweise auf die Zusammensetzung des Keimspektrums im Untersuchungsmaterial und liefert bei der Anfärbung kultivierter Mikroorganismen durch die Morphologie der Erreger und ihres Gram-Verhaltens eine wesentliche Entscheidungshilfe für die weitere Vorgehensweise in der Differenzierung der Mikroorganismen bis zu ihrer Spezieserkennung.

Die Differenzierung der Erreger beruht in der praktischen Mikrobiologie auf einer Vielzahl von biochemischen Reaktionen, die aus unterschiedlichen Stoffwechselleistungen resultieren. In Zusammenhang mit aerobem, mikroaerophilem oder anaerobem Wachstum wird damit eine weitgehende Nominierung in vielen Fällen bis zur Spezies möglich. Nacheinander werden im folgenden die wichtigsten biochemischen Reaktionen, die für die Differenzierung urologisch relevanter Erreger erforderlich sind, besprochen (Abb. 26).

6.3.2
Biochemische Differenzierungsmethoden

Im folgenden werden die biochemischen Reaktionen aufgelistet, die in diesem Abschnitt erläutert werden:
1. Katalase-/Oxidasereaktion, s.S. 65
2. Koagulase, „clumping factor", s.S. 66
3. Nachweis der Beweglichkeit („motility", MOT, MOB), s.S. 66
4. Hämolyseverhalten, s.S. 67
5. O/F-Test, Oxidasereaktion, s.S. 68
6. Laktoseabbau und ONPG-Spaltung (β-Galaktosidasen), s.S. 70

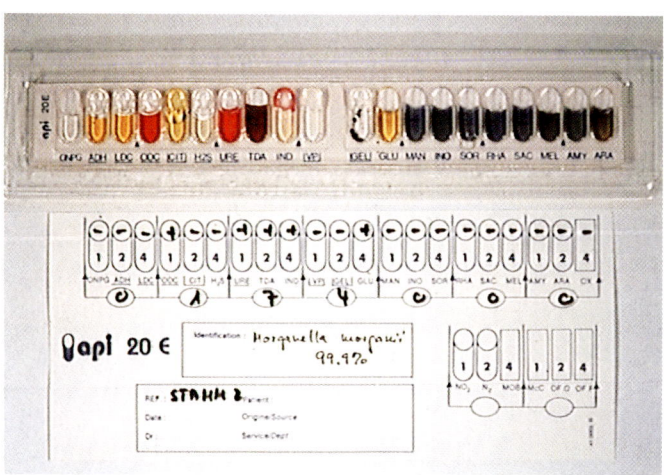

Abb. 26.   Beispiel eines kommerziellen Bakterienidentifizierungssystems (api)

7. Aerobes und anaerobes Wachstum, s.S. 70

8. Aminosäuredecarboxylasen, s.S. 71

9. Indolproduktion, s.S. 72

10. Phenylalanindesaminase (PAA), s.S. 73

11. Harnstoffspaltung/Ureaseproduktion, s.S. 73

12. Malonatverwertung, s.S. 74

13. Citratverwertung, s.S. 74

14. Schwefelwasserstoffproduktion, s.S. 75

15. Voges-Proskauer(VP)-Reaktion, s.S. 75

16. Tryptophandesaminase (TDA), s.S. 76

17. Enzymnachweise, s.S. 77

18. Äsculinspaltung, s.S. 79

19. Gelatineverflüssigung, s.S. 80

20. Gezielte Verwendung der Antibiotikaempfindlichkeit, s.S. 81

21. Nitratreduktase, s.S. 81

22. CAMP-Test, s.S. 82

23. Alkalische Phosphatase, s.S. 83

24. Aurease, s.S. 84

25. KCN, s.S. 84

26. Prolinarylamidase, s.S. 85

1. Katalase-, Oxidasereaktion

Biochemische Bedeutung

Das Enzym Katalase baut das toxische Stoffwechselprodukt Wasserstoffperoxid ab, das durch die Oxidasereaktion gebildet wurde.

Chemische Reaktion (mit 3 % H_2O_2)

$$2 H_2O_2 \rightarrow 2 H_2O + O_2$$

Prinzip

Manche Bakterien produzieren keine Katalase aus einem der folgenden Gründe:

• Sie sind anaerob, so daß kein H_2O_2 entsteht.

• Sie haben „andere Mittel", das H_2O_2 zu umgehen oder zu vernichten.

• Die Katalase ist in der Form nicht nachweisbar.

Durchführung

Einen Tropfen 3 %ige H_2O_2-Lösung auf einen Objektträger geben. Eine Kolonie darin verreiben.

• Positiv: Bildung von Gasbläschen (Sprudeln).

• Negativ: Keine Gasbläschen.

• Fehlerquelle: – Metallösen können falsch-positive Reaktionen verursachen.

                 – Auftropfen auf Blutplatten kann falsch-positive Reaktionen verursachen!

Bedeutung bei der Differenzierung

- Katalase +: – Staphylokokken
  - viele gramnegative Bakterien, z.B. E. coli, Klebsiella, Proteus
  - Bacillus spp.
- Katalase –: – Streptokokken
  - bestimmte gramnegative Bakterien.

2. Koagulase, „clumping factor"

Biochemie

S. aureus besitzt auf der Zelloberfläche Rezeptoren für Fibrinogen. Vermischen von S. aureus mit Plasma setzt daher eine Koagulation in Gang.

Bedeutung

Abtrennung von S. aureus und anderen Staphylokokken.

Röhrchenkoagulase und „clumping factor"

Der Nachweis der freien Koagulase im Röhrchen ist an sich zuverlässiger, dafür jedoch aufwendiger. Für die Routine reicht die wesentlich schnellere, auf dem Objektträger durchgeführte Bestimmung der gebundenen Koagulase („clumping factor") aus.

Durchführung

Als „clumping factor"-Reaktion auf dem Objektträger:
- In einen Tropfen Plasma das Kolonienmaterial einreiben. Objektträger mehrfach hin und her kippen
- eine positive Reaktion muß innerhalb von 10 s erfolgt sein
- stets negative Kontrolle (Kochsalzlösung statt Plasma) mitlaufen lassen.

Hämagglutinationstest für den „clumping factor"

Eine schnelle, gut ablesbare Nachweismethode der gebundenen Koagulase wird von verschiedenen Firmen angeboten. Das Reagenz besteht aus einer Suspension von „sensibilisierten" Schaferythrozyten, d.h. roten Blutzellen, die mit Fibrinogen beladen sind. Eingeriebene koagulasepositive Bakterienzellen verursachen makroskopisch eine deutlich wahrnehmbare Verklumpung der Erythrozyten (eine Kontrolle mit unbeladenen Erythrozyten muß parallel erfolgen).

3. Nachweis der Beweglichkeit („motility", MOT, MOB)

Prinzip Beweglichkeit

Manche Bakterien sind dank ihrer Geißeln beweglich, andere sind unbeweglich. Die Beweglichkeit eines Bakteriums ist ein wichtiges differential-diagnostisches Kriterium.

Beweglichkeitsprüfung
Die Überprüfung kann folgendermaßen stattfinden:
- *Prüfung im mikroskopischen Präparat:*
  Von einer jungen Kultur ein Nativpräparat in physiologischer Kochsalzlösung herstellen und mit einem Deckglas zudecken. *Besser:* Beweglichkeitsprüfung in hängenden Tropfen.
- *Kulturell:*
  In halbfesten Nährmedien durch die Überprüfung, ob ein Keim von der stichförmigen Beimpfungsstelle wegwächst. Durch Zugabe eines Indikators – der bei jeglichem Wachstum positiv reagiert – kann das Wachstum besser sichtbar gemacht werden. Die Reaktion ist auch in polytropen Medien – wie SIM-Agar u.a. – enthalten.

4. Hämolyseverhalten

Der wichtigste Nährboden in der medizinischen Mikrobiologie ist der Blutagar. Es handelt sich hier um ein sehr nährstoffhaltiges Medium, welches das Wachstum der meisten medizinisch relevanten Keime unterstützt (Ausnahmen z.B. Gonokokken, Hämophilus). Darüber hinaus kann das Hämolyseverhalten des betreffenden Keims beobachtet werden. Dieses stellt gerade bei den grampositiven Kokken ein wichtiges Merkmal zum Erkennen oder Eingruppieren des Erregers dar.

Hämolysetypen
Man unterscheidet folgende Hämolysetypen:
- *β-Hämolyse:*
  Wenn man ohne weiteren Zusatz von Hämolyse spricht, meint man i.b. die vollständige oder β-Hämolyse. Hierbei werden die Erythrozyten aufgeschlossen und auch das Hämoglobin wird vollständig abgebaut, so daß die rote Farbe ganz verschwindet. Dies äußert sich in einem mehr oder weniger breiten, klaren, durchsichtigen Rand um die Kolonien.
- *α-Hämolyse:*
  In manchen Fällen werden zwar die Erythrozyten durch das produzierte Hämolysin abgebaut, das Hämoglobin wird jedoch nur unvollständig abgebaut. Die Folge ist eine schmutzig grünliche Restfarbe, ähnlich den Gallenfarbstoffen. Man spricht hier von unvollständiger oder vergrünender Hämolyse.
- *γ-Hämolyse:*
  In älteren Texten ist es üblich, das Fehlen einer Hämolyse mit dem Buchstaben γ zu bezeichnen.

Bei manchen Bakteriengruppen werden noch weitere mit der Hämolyse zusammenhängende Merkmale überprüft, z.B. beim CAMP-Test (s.S. 82).

Tabelle 2. Tabellarischer Vergleich: O/F-Test und Oxidasereaktion

	Oxidasereaktionen Oxidase −	Oxidase +

Fermentativ	• Enterobacteriaceae
	  Pasteurella
	  Kingella
		Plesiomonas
		Vibrio

Oxidativ	• Acinetobacter Strenotrophomonas	Pseudomonas Achromobacter Flavobacterium

Inaktiv	• Acinetobacter
	  Bordetella
	  Flavobacterium
	  Moraxella
		Pseudomonas

5. O/F-Test, Oxidationsreaktion (Tabelle 2)

● **O/F-Test**

Zwei Wege zum Kohlenhydratabbau sind prinzipiell möglich:
• unter Verwendung von Luftsauerstoff: Oxidation (O)
• ohne Verwendung von Luftsauerstoff: Fermentation, Vergärung (F).

Manche Organismen verfügen über die Enzyme, um wahlweise (und ggf. gleichzeitig) beide Wege zu beschreiten, andere sind entweder oxidativ oder fermentativ:
• strikte Anaerobier sterben in Anwesenheit von Sauerstoff ab und können keinen Zucker oxidativ verwerten.
• Enterobacteriaceae und andere fakultativ anaerobe Erreger können ihren Stoffwechsel an beide Lebensbedingungen anpassen.
• Pseudomonaden und verwandte Organismen verfügen nur über den oxidativen Stoffwechsel, sie können Kohlenhydrate oxidieren, aber nicht fermentieren (daher die Bezeichnung „Non-Fermenter", Nichtgärer, afermentative Bakterien).
• Andere Organismen, z. B. Bordetella und Moraxella, sind inaktiv, d. h. sie verwerten Kohlenhydrate überhaupt nicht.

> Will man in einem Testsystem vermeiden, daß die Ablesung der Fermentation durch oxidative Prozesse verfälscht wird, dann muß man den Zutritt von Sauerstoff unterbinden, z. B. durch Abdichten mit flüssigem Paraffinöl, mit festem Wachs oder Vaseline, durch Verwendung eines verengten Röhrchens oder durch tiefe Stichimpfungen.

! Im O/F–Test wird gezielt nachgewiesen, ob ein Keim Kohlenhydrate, z. B. Zucker, oxidativ oder fermentativ durch Vergärung verstoffwechselt oder inaktiv ist, d. h. keinen Zucker verwertet.

Hierzu wird in der Regel der einfachste Zucker – Glukose – angeboten. Wird Glukose nicht verwertet, dann werden komplexere Zucker erst recht nicht abgebaut.

● Oxidationsreaktion

Oxidative Vorgänge erfordern die Anwesenheit von Oxidasen (Zytochrom-oxidasen), die man in einem Schnelltest (Oxidaseteststreifen, Oxidase-lösung), der *Oxidasereaktion*, nachweisen kann.

> **!** Ein positive Oxidasereaktion bedeutet jedoch nicht stets oxidative Kohlenhydrat-verwertung, wie unten gezeigt wird.

Prinzip

Bestimmte Bakterien, z.B. Pseudomonaden (Non–Fermenter) verfügen über das Enzym Cytochromoxidase. Es katalysiert in Anwesenheit von Sauerstoff die Oxidation der reduzierenden Cytochrome. Diese Reaktion kann auch biochemisch nachgewiesen werden.

Nachweisreaktion

- 1. Lösungen:
  - Trimethyl-p-Phylendiamin: weniger toxisch, empfindlicher, jetzt mehr gebraucht. Auch das Tetramethylreagenz kommt zum Einsatz.
  - Dimethyl-p-Phenyendiamin: in der Originalmethode Substanz gelöst in Dimethylsulfoxid.
- 2. Teststreifen: Diese sind mit einer dieser Lösungen imprägniert.

Die Lösung wird auf die Kolonie getropft. Mit den Teststreifen werden die Kolonien angetupft.

Ablesung

- Positiv: blau-violett (rasche Farbentwicklung).
- Negativ: farblos.

Fehlerquellen

- Eisenhaltige Ösen können falsch-positive Reaktionsausfälle liefern.
- Farbstoffe, Indikatoren oder Hemmstoffe (auf McConkey-Agar) können falsch-positive Reaktionen liefern.
- Eigenfarbe der Kulturen kann irreführend sein.
- Kolonien, die von Medien mit pH-Werten unter 5,5 entnommen wurden (z.B. durch Verwertung von Kohlenhydraten), können falsch-negative Reaktionen zeigen.
- Alte Lösungen oder alte Teststreifen (verfärbt) können falsch-positiv reagieren.

Qualitätskontrolle

- Eine deutlich positive Kultur, z.B. Pseudomonas,
- eine negative Kultur, z.B. E. coli,
- eine schwach positive Kultur, z.B. Candida.

Qualitätskontrollen sind besonders bei älteren Reagenzien durchzuführen.

6. Laktoseabbau und ONPG-Spaltung (β-Galaktosidase)

Einen besonderen Stellenwert bei den Kohlenhydratreaktionen kommt traditionell der Laktosegärung zu. Dies hat seinen Ursprung in der Fäzesmikrobiologie, wo im Gegensatz zu der hauptsächlich laktosepositiven Normalflora (E. coli) wichtige darmpathogene Erreger (Salmonella, Shigella) laktosenegativ sind.

Die „ONPG-Spaltung" ist der erste Schritt des Laktoseabbaus. Die Aktivität des Enzyms „β-Galaktosidase", welches das Disaccharid Laktose in seine beiden Monosaccharide abbaut, führt zur Säurebildung. Der ONPG-Test wird demnach zeitlich gesehen schneller positiv sein als die Säurebildung aus Laktose.

Prinzip
ONPG ist eine farblose Verbindung, aufgebaut aus der Substanz o-Nitrophenol (ONP) und dem Zucker Galaktose, die „β-galaktosidisch" miteinander verknüpft sind. Durch β-Galaktosidase (das Enzym, welches β-galaktosidische Bindungen hydrolysieren kann) freigesetztes ONP ist gelb gefärbt.

Substrat
o-Nitrophenol-β-Galaktose dient als chromogenes Substrat.

Ablesung
- Positiv: Farbumschlag von farblos nach gelb.
- Negativ: farblos.

Bedeutung
- Positiv: E. coli, Klebsiella, Enterobacter, Citrobacter sind laktosepositiv und demnach auch ONPG-positiv. Serratia ist laktosenegativ und ONPG-positiv. Auch laktosenegative Stämme der oben genannten Spezies sind ONPG-positiv.
- Negativ: Proteus, Salmonella.

Vorkommen in käuflichen Systemen
Abac, Api 10, Biotest RAS ID, Rapidec Coli, Api 20 E.

7. Aerobes oder anaerobes Wachstum

Ohne dazu besondere Reaktionen durchführen zu müssen, wird bereits bei der Anzüchtung bemerkt, ob der Keim anaerob oder aerob wächst. Hierbei sind folgende Begriffe klar zu trennen:

- *Strikt anaerobe Keime:*
  Bakterien, die lediglich ohne Sauerstoff anwachsen und sich vermehren können. Solche Erreger werden üblicherweise in der urologischen Praxis nicht angezüchtet.
- *Strikt aerobe Keime:*
  Obwohl man leichthin von Aerobiern spricht, gibt es nur sehr wenige strikt aerob wachsende Keime. Es betrifft hier die Bakterien, die nur mit Luftsauerstoff anwachsen können. Dies trifft im wesentlichen in der Urinbakteriologie nur auf Pseudomonas und Neisseria spp. zu. Diese Erreger würden in einem Anaerobiertopf überhaupt nicht anwachsen.

> **!** Cave! Neisseria gonorrhoeae wächst lediglich in einem Gefäß mit Kohlendioxidanreicherung, wie Kerzentopf oder dergleichen an. Die Atmosphäre in diesem Gefäß ist jedoch nicht anaerob, sie enthält noch größere Mengen Sauerstoff.

- *Fakultativ anaerobe Keime:*
  Diese Bakterien wachsen sowohl mit als auch ohne Sauerstoff. Fast alle Bakterien, welche in der urologischen Praxis angezüchtet werden, fallen in diese Gruppe, z.B. Enterobacteriaceen, Staphylokokken und Streptokokken.

> **!** Für die Bakteriologie der urologisch relevanten Erreger in der Praxis ist nur die aerobe Bebrütung von Bedeutung. Die Anzüchtung von strikten Anaerobiern oder mikroaerophilen Erregern sollte dem erfahrenen Mikrobiologen überlassen werden.

8. Aminosäuredecarboxylasen

Prinzip

Es wird die Fähigkeit der Bakterien getestet, eine bestimmte Aminosäure zu decarboxylieren, d.h. eine Carboxilgruppe ($-COOR$) abzuspalten, wobei Kohlenstoffdioxid (CO_2, Kohlensäuregas) freigesetzt wird und dadurch ein Amin entsteht. Hierdurch wird das Milieu alkalisch, was durch den Farbumschlag eines Indikators nachgewiesen wird.

Eingesetzte Aminosäuren

- Arginin (ADH = Arginindehydrolase)
- Lysin (LDC = Lysindecarboxylase)
- Ornithin (ODC = Ornithindecarboxylase).

Arginin wird durch eine Hydrolase in Ornithin und Ammoniak zerlegt. Anwesenheit von Sauerstoff gibt falsch-positive Reaktionen, weil dann Peptone desaminiert werden können. Die Reaktion muß demnach unter Ausschluß von Sauerstoff stattfinden (Überschichten mit Paraffinöl oder dergleichen).

Indikatorsysteme
- Phenolrot:
  - Negativ = gelb.
  - Positiv = rot-orange (für LDC bereits schwach orange).
- Kresolpurpur:
  - Negativ = gelb.
  - Positiv = purpur.

Bemerkungen
Die Decarboxylierung von basischen Aminosäuren findet auch in der Natur beim mikrobiellen Abbau von Proteinen statt. Die entstandenen Amine – wie Cadaverin und Putrescein – sind Leichengifte (Ptoaine). Sie sind giftig und übelriechend.

Vorkommen in käuflichen Systemen
Abac, Api 20 S, Api 20 E, Biotest RAS ID – gramnegativ, Crystal, Enterotube II, Oxi-Ferm-Tube.

9. Indolproduktion

Prinzip
Bestimmte Bakterien produzieren Enzyme (Tryptophanasen), welche die Aminosäure Tryptophan bis zum Endprodukt Indol abbauen. Indol wird mit einem farbbildenden Reagenz nachgewiesen.

Substrat
Tryptophan als Reinsubstanz oder Peptone mit einem ausreichenden Tryptophangehalt.

Nachweis
1. Kovac-Reagenz:
   Paradimethylaminobenzaldehyd in organischem Lösungsmittel.
   - Ablesung: Im positiven Fall entsteht eine rosarote Farbe.
2. Ehrlich-Reagenz / James-Reagenz:
   Jodverbindung in organischem Lösungsmittel. Empfindlicher als die konventionellen Kovac-Reagenzien. Unter anderem vorgeschlagen bei der Auswertung von Api 20 NE.
   - Ablesung: – Positiv: rot.
     - Negativ: farblos oder gelb.
3. Indoltests
   - Beispiel: – Positiv: E. coli, K. oxytoca, P. vulgaris.
     - Negativ: P. mirabilis, K. pneumoniae, Serratia, Enterobacter.

Bedeutung der Indoltests
Klassische Reaktion zur Unterscheidung innerhalb der Enterobacteriaceen.

Vorkommen in käuflichen Systemen
Abac, Api 10 S, Api 20 E, Biotest RAS-ID – gramnegativ, Crystal, Enterotube II.

10. Phenylalanindesaminase (PAA)

Prinzip
Bestimmte Bakterien produzieren das Enzym Phenylalanindesaminase
(Phenylalaninoxidase), das Phenylalanin oxidativ desaminiert, d.h. eine
Aminogruppe abspaltet, wobei Ammoniak (NH_3) freigesetzt wird und Phe-
nylbrenztraubensäure übrigbleibt. Letztere Verbindung gibt mit Fe^{3+}-Ionen
einen braungefärbten Komplex.

Substrat
Phenylalanin – eine aromatische Aminosäure.

Nachweisreaktionen
1. Mit Eisen-III-Chloridlösung ($FeCl_3$, 10 %ig), in H_2O; aufbewahren bei
   4 °C in dunkler Flasche;
   • Positiv: braun.
   • Negativ: farblos.
2. Fe-III-Ionen im Medium inkorporiert (Beispiel: API 20 E);
   • Positiv: braun.
   • Negativ: farblos.

Bedeutung
Bei Proteus, Providencia, Morganella (früher als Familie Proteae zusammengefaßt) positiv. Bei allen anderen Enterobacteriaceen negativ.

Vorkommen in käuflichen Systemen
Api 20 E, Rapidec UR Biotest (erste Reaktion im Fließschema!), Crystal.

11. Harnstoffspaltung / Ureaseproduktion

Prinzip
Bestimmte Bakterien produzieren das Enzym Urease, das aus Harnstoff
(„Ureum", engl. „urea") Ammoniakgas (NH_3) freisetzt. Das alkalische
Ammoniak verursacht eine pH-Steigerung und läßt somit einen Indikator
umschlagen, d.h. seine „basische" Farbe – z.B. rot – annehmen.

Bedeutung
Die Urease ist in der Natur ein wichtiges Enzym, das beim Abbau von organischen Substanzen eine Rolle spielt. Proteus spp. als „Jauchekeime" sind
z.B. harnstoffpositiv.

Nachweisreaktionen
1. Indikator Phenolrot (Beispiel: Api 20 E):
   - Positiv: orange-pink.
   - Negativ: gelb.
2. Indikator Kresolpurpur:
   - Positiv: purpur.
   - Negativ: orange.

Vorkommen in käuflichen Systemen
Abac, Api 10 S, Api 20 E, Biotest RAS-ID – gramnegativ, Crystal, Enterotube II, Oxi-Ferm-Tube.

12. Malonatverwertung

Prinzip
Es wird überprüft, ob eine Bakterienart imstande ist, Malonat als alleinige Kohlenstoffquelle zu verwerten. Hierbei wird das Milieu alkalisch, was durch den Farbumschlag eines Indikators sichtbar gemacht wird.

Substrat
Malonat.

Nachweisreaktionen
1. Phenolrotindikator:
   - Positiv: rot.
   - Negativ: gelb.
2. Bromthymolblauindikator (Beispiel: Api 20 E):
   - Positiv: grün-blau.
   - Negativ: gelb.

Vorkommen in käuflichen Systemen
Abac, Api 10 S, Api 20 E, Biotest RAS-ID – gramnegativ, Crystal, Enterotube II, Oxi-Ferm-Tube.

13. Citratverwertung

Prinzip
Es wird überprüft, ob der Bakterienstamm imstande ist, Citrat als einzige Kohlenstoffquelle zu verwerten. Hierbei wird das Milieu alkalisch, was durch den Farbumschlag eines Indikators sichtbar gemacht wird.

Substrat
Natriumcitrat.

Nachweisreaktionen

1. Phenolrotindikator:
   - Positiv: rot.
   - Negativ: gelb.
2. Bromthymolindikator (Beispiel: Api 20 E):
   - Positiv: grün-blau.
   - Negativ: gelb-grüngelb.

Vorkommen in käuflichen Systemen

Abac, Api 10S, Api 20 E, Biotest RAS-ID – gramnegativ, Crystal, Enterotube II, Oxi-Ferm-Tube.

14. Schwefelwasserstoffproduktion

Prinzip

Bestimmte Bakterien setzen aus schwefelhaltigen Aminosäuren oder aus Thiosulfat Schwefelwasserstoffgas (H_2S) frei. H_2S ergibt z.B. mit Eisenionen das schwarzgefärbte Eisensulfid (FeS).

Nachweissysteme – unlösliche schwarze Sulfide

1. PbS (Bleisulfid):
   Bleiacetat ist toxisch und kann daher nicht im Medium aufgenommen, sondern als Indikatorstreifen verwendet werden. *Die empfindlichste Nachweismethode!*
2. FeS (Ferrosulfid):
   Das H_2S reagiert mit direkt im Medium inkorporierten Eisenionen:
   - Fe, $FeSO_4$ oder $Fe_2 (SO_4)_3$,
   - FeCi (Ferricitrat) und H_3Ci = Zitronensäure,
   - Fe $(NH_4)_3$ Ci = Eisenammoniumcitrat.
   - Fe $(NH_4)_2 (SO_4)_2$ = Eisenammoniumsulfat.
3. BiS (Wismutsulfid).

Vorkommen in käuflichen Systemen

Abac, Api 10 S, Api 20 E, Biotest AS-ID – gramnegativ, Crystal, Enterotube II, Oxi-Ferm Tube.

15. Voges-Proskauer(VP)-Reaktion

Prinzip

Bestimmte Bakterien produzieren durch Fermentation von Glukose neutrale Endprodukte: Acetylmethylcarbinol (Acetoin) und 2,3-Butanol. Nach Oxidation mit konzentriertem Alkali bilden diese Substanzen mit Kreatin und Naphthol einen roten Farbstoff.

Substrat
Klassischerweise wurde Glukose angeboten. Neu ist der Einsatz des Glyko-lysezwischenprodukts Pyruvat als Substrat. Hierbei ist die Aussage eindeu-tiger.

Name
Die Bezeichnung bezieht sich auf den Chemiker Proskauer (1851–1915), Mit-arbeiter von Robert Koch.

Nachweisreaktionen
Zugabe von 2 Reagenzien:
- VP 1: Kreatin in 40 % KOH.
- VP 2: Naphthol in Alkohol (Barrit-Reagenz).

Farbveränderung
- Positiv: rot.
- Negativ: farblos.

Bedeutung der Reaktion
Die VP–Reaktion ist etwas umständlich durchzuführen. In neueren Identi-fizierungssystemen ist sie recht unbeliebt, weil Reagenzien vor der Able-sung zugefügt werden müssen. Man versucht deshalb gerne, diese Reaktion zu umgehen oder zu vereinfachen:
- Ablesung nach Durchführung der VP-Oxidasereaktion oder
- vereinfachte Ablesung ohne VP-Oxidasereaktion.
  Selbstverständlich muß jeweils in einem anderen Kodierbuch nachgele-sen werden.

Vorkommen in käuflichen Systemen
Abac, Api 10 S, Biotest RAS-ID – gramnegativ, Crystal, Enterotube II, Oxi-Ferm Tube.

16. Tryptophandesaminase (TDA)

Prinzip
Manche Bakterien bauen Tryptophan zu Ammoniak und Indolbrenztrau-bensäure ab. Letztere Substanz wird dadurch nachgewiesen, daß sie mit Fe^{3+}-Ionen ein braunes Chelat bildet.

Substrat
Die Aminosäure Tryptophan.

Ablesung
- Positiv: braun.
- Negativ: gelb.

Bedeutung
- Positiv: Proteusgruppe – Proteus, Providencia, Morganella.
- Negativ: andere Enterobacteriaceen.

Vorkommen in käuflichen Systemen
Abac, Api 10 S, Api 20 E, Biotest RAS-ID – gramnegativ (als erste Reaktion im Fließschema), Crystal.

17. Enzymnachweise
In modernen käuflichen Systemen werden des öfteren Enzyme, die Kohlenhydrate abbauen, direkt, d.h. mit einer einfachen Farbreaktion oder an Hand der entstehenden Fluoreszenz nachgewiesen.
Beispiele:
- β-Glukuronidase
- β-Glukosidase
- β-Galaktosidase
- β-Xylosidase.

● β-Glukuronidase
Prinzip
Manche Bakterien produzieren das Enzym β-Glukuronidase. Dieses kann mit einem chromogenen Substrat nachgewiesen werden.

Substrat
p-Nitrophenylen-β-d-Glukuronid.

Reaktion
- Positiv: gelb (durch Freisetzung von Nitrophenol).
- Negativ: farblos.

Bedeutung
Von allen Enterobacteriaceen ist nahezu ausschließlich E. coli positiv (Ausnahme: Shigella spp.).

Vorkommen in käuflichen Systemen
Rapidec UR.

● β-Glukosidase
Prinzip
Manche Bakterien verfügen über das Enzym β-Glukosidase, welches Glukoside spalten kann. Der Nachweis beruht auf der Umsetzung eines chromogenen Substrates.

Ablesung unter UV-Licht
- Positiv: blaue Fluoreszenz.
- Negativ: farblos.

Bedeutung

Im Rapidec Ur werden gleichzeitig in einer Reaktion β-Glukosidase und β-Xylosidase nachgewiesen. Die Reaktion ist dann positiv, falls eines der beiden Enzyme vorhanden ist. Dann gilt:

1. bei Enterobacteriaceen:
   - Positiv: Serratia, Klebsiella, Enterobacter.
   - Negativ: E. coli.
2. bei grampositiven Kokken:
   - Positiv: Enterokokken.
   - Negativ: Staphylokokken.

Vorkommen in käuflichen Systemen

Rapidec Ur.

● β-Galaktosidase

Prinzip

Manche Bakterien produzieren das Enzym β-Galaktosidase. Dies kann mit einer biochemischen Reaktion nachgewiesen werden.

Substrat

β-Galaktosidisch gebundenes α-Naphthol.

Nachweisreaktion

Freigesetztes Naphthol reagiert mit einem Diazoniumsalz und bildet einen purpurnen Azofarbstoff.

Ablesung

- Positiv: je nach System purpur oder rosa.
- Negativ: farblos oder gelb.

Bedeutung

1. Innerhalb der Enterobacteriaceengruppe.
2. Im Rapidec Ur und Rapidec Staph. bei den Staphylokokken:
   - Positiv: Staphylococcus saprophyticus (und Staphylococcus intermedius, Staphylococcus xylosus).
   - Negativ: Staphylococcus epidermidis und Staphylococcus aureus.

● β-Xylosidase

Prinzip

Manche Bakterien verfügen über das Enzym β-Xylosidase, welches Xyloside spalten kann. Der Nachweis geschieht mit einem chromogenen Substrat.

Ablesung

- Positiv: blaue Fluoreszenz.
- Negativ: farblos.

Bedeutung

Im Rapidec Ur werden gleichzeitig in einer Reaktion β-Glukosidase und β-Xylosidase nachgewiesen. Die Reaktion ist dann positiv, falls eines der beiden Enzyme vorhanden ist.

Dann gilt:

1. Bei Enterobacteriaceen:
   - Positiv: Serratia, Klebsiella, Enterobacter.
   - Negativ: E. coli.
2. Bei grampositiven Kokken:
   - Positiv: Enterokokken.
   - Negativ: Staphylokokken.

Vorkommen in käuflichen Systemen

Rapidec UR.

18. Äsculinspaltung

Prinzip

Manche Bakterien produzieren eine β-Glukosidase, welche Äsculin zu Äsculetin hydrolysiert. Letzteres gibt mit Fe^{3+}-Ionen einen dunkelbraunen bis schwarzen Farbkomplex.

Substrat

Äsculin = 6,β-Glukosidohydroxykumarin

Chemische Reaktion

Äsculin (im Medium) $\rightarrow$ Glukose + Äsculetin (farblos).
Äsculetin (farblos) bildet mit Fe^{3+}-Ionen einen schwarzen Farbkomplex (im Medium).

Bedeutung

- Differenzierung innerhalb verschiedener Gruppen, auch bei den gramnegativen Bakterien.
- Unterscheidung der D-Streptokokken (Enterokokken) von anderen Streptokokken.

Formen der Durchführung

- Flüssiges Medium in Röhrchen.
- Feste Medien in Schrägröhrchen.
- Feste Medien in Platten:
  Hierbei können mehrere zu testende Erreger pro Platte aufgebracht werden.

Ablesung
- Positiv: grau-braunschwarz oder rot.
- Negativ: farblos-gelblich.

Selektivität der Enterokokkenmedien
Es handelt sich in der Regel um selektive Medien durch Zugabe von:
- Azid (gegen Gramnegative) oder
- Galle (gegen Staphylokokken, andere Streptokokken).

> **!** Cave!
> Zum Teil wachsen auch:
> - andere Kokken
> - Proteusarten (farblos)
> - Klebsiella, Serratia (schwarz).
>
> Man sollte daher stets sicher gehen, daß es sich um Streptokokken handelt, bevor man auf D-Streptokokken schließt.

19. Gelatineverflüssigung

Prinzip
Gelatine ist ein Eiweiß, das von einigen Bakterien abgebaut werden kann.

Nachweis
- Nachweis der Verflüssigung eines gelatinehaltigen Mediums. Falls das gelierende Eiweiß Gelatine durch Bakterieneinwirkung abgebaut wurde, verflüssigt sich das Medium. Vor dem Ablesen ist das Röhrchen in den Kühlschrank zu stellen, da gelatinehaltige Medien bei 37 °C flüssig sind.
- Aufbringen einer Quecksilberchloridlösung bewirkt eine braune Trübung in der Nähe des Wachstums, falls die Gelatine nicht (!) abgebaut wurde.
- Als Substrat dienen in Gelatinematrix eingeschlossene Aktivkohlepartikel oder Chinatuschepartikel. Bei positiver Reaktion werden die Partikel frei und das Reaktionsnäpfchen wird ganz schwarz angefärbt (Beispiel: im Api 20 E).
- Als Substrat dienen Blättchen eines belichteten, entwickelten Fotofilms. Hierbei handelt es sich um Silbernitrat in einer Gelatineschicht. Bei Gelatineabbau wird diese Schicht zerstört und die Silbernitratpartikel freigesetzt (Beispiel: im Biotest RAS-ID).

Vorkommen in käuflichen Systemen
Api 20 E, Biotest RAS-ID.

20. Gezielte Verwendung der Antibiotikaempfindlichkeit

Bei einigen Erregergruppen gehört die Testung eines antimikrobiellen Wirkstoffes zum routinemäßigen Ablauf der Identifizierung.

● **Beispiel: Novobiocin**

Prinzip
Die Empfindlichkeit gegenüber Novobiocin dient zur Unterscheidung zwischen der Staph.-epidermidis-Gruppe und der Staph.-saprophyticus-Gruppe. Es wird ein Agardiffusionstest mit einem Novobiocin-Testblättchen durchgeführt.

Bedeutung
Hemmhöfe > 14 mm bedeuten Empfindlichkeit und Zugehörigkeit zur Staph.-epidermidis-Gruppe. Die *Staph.-saprophyticus-Gruppe ist resistent* gegen Novobiocin, so daß der *Hemmhof maximal 14 mm* beträgt.

21. Nitratreduktase

Prinzip
Manche Bakterien, darunter „alle" Enterobacteriaceen, können Nitrat zu Nitrit reduzieren. Einige Bakterienarten können Nitrit weiter zu N_2 oder sogar zu NH_3 reduzieren.

Substrat
Natriumnitrat.

Nachweis
Entstandenes Nitrit wird mit einer Farbreaktion nachgewiesen.

Reagenzien (nach Griess)
• Nit 1: Sulfanilsäure (8 g in 1000 ml 5 N Essigsäure).
• Nit 2: NN-Dimethyl-α-Naphthylamin (6 ml in 1000 ml 5 N Essigsäure).

Reaktionsfarbe
Nitrit bildet mit Nit 1 oder Nit 2 einen roten Farbkomplex. Bei Ausbleiben einer roten Farbe ist zu prüfen, was mit dem Nitrat geschehen ist:
• ist es noch vorhanden
• wurde es über Nitrit zu N_2 oder NH_3 umgewandelt – dann ist kein Nitrat mehr vorhanden.

Die Zugabe von Zinkstaub gibt darüber Aufschluß. Im ersten Fall wird das noch vorhandene Nitrat durch Zn^{2+} reduziert, es entsteht Nitrit, welches sofort mit den Reagenzien reagiert und eine rote Farbe produziert. Die Ablesung ist: Nitratreduktase negativ. In manchen Systemen ist auch zu notieren: Nitrit negativ oder N_2 negativ.

Im 2. Fall entsteht keine rote Farbe mehr. Die Ablesung ist: Nitratreduktase positiv. In manchen Systemen ist auch zu notieren: Nitrit negativ, N_2 positiv.

Vorkommen in käuflichen Systemen
Api 20 E, Api 10 S, Biotest RAS ID.

22. CAMP-Test

Der CAMP-Test (Abb. 27) ermöglicht die Identifizierung von Streptokokken der serologischen Lancefield-Gruppe B.

Ursprung
Der CAMP-Test wurde im Jahre 1944 erstmals von den Autoren *Christie, Atikins, Munch* und *Petersen* beschrieben und nach den Anfangsbuchstaben ihrer Namen benannt.

Prinzip
B-Streptokokken produzieren eine thermolabile, filtrierbare Substanz, die imstande ist, Schafsblutkörperchen zu hämolysieren, wenn gleichzeitig Staphylokokken-β-Hämolysin auf sie einwirkt.

Material
- Blutplatten (5 % Schafsblut).
- Ein β-hämolysinbildender Stamm von S. aureus (am besten mit Doppelzonenhämolyse, z.B. S. aureus DSM 1104).

Durchführung
- Auf der Blutplatte beimpft man strichförmig den Staphylokokkenstamm.

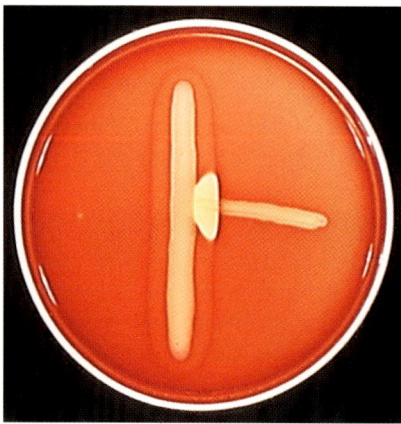

Abb. 27. CAMP-Test

- Anschließend impft man einen zu prüfenden Streptokokkenstamm auf: im rechten Winkel, ausgehend von der Peripherie und knapp vor dem Staphylokokkenimpfstrich endend.
- Mehrere Streptokokkenstämme können auf einer Platte parallel getestet werden; der Abstand untereinander sollte jedoch mindestens 1,5 cm betragen, dieses bedeutet maximal ca. 6 Stämme pro Platte.

Ablesung und Bewertung
Bei B-Streptokokken zeigt sich im Bereich der schwachen Hämolysezone der Staphylokokken ein vollständig aufgehellter, keilförmiger Bereich mit extrem starker Hämolyse, dessen Spitze zu den Staphylokokken zeigt.

Qualitätskontrolle
- Positive Kontrolle: B-Streptokokken.
- Negative Kontrolle: D-Streptokokken.

Einschränkung, Fehlerquellen
Einige Streptokokken aus anderen serologischen Gruppen – wie A (!), E, G, L und K – können einen positiven CAMP-Test ergeben.

Weitere Anwendungen
Der CAMP-Test findet auch Anwendung bei anderen Bakteriengruppen, z. B. bei Clostridium perfringens oder bei Listerien.

23. Alkalische Phosphatase

Prinzip
Manche Bakterien produzieren das Enzym alkalische Phosphatase, welches mit einem chromogenen Substrat nachgewiesen werden kann.

Substrat
Nitrophenylphosphat.

Nachweis
Nach Spaltung des Substrats durch das Enzym entsteht freies, gelbgefärbtes Nitrophenol.

Ablesung
- Positiv: gelb.
- Negativ: farblos.

Bedeutung
- Positiv: Staph. epidermidis, Staph. xylosus, Staph. intermedius, Acinetobacter, Pseudomonas und N. gonorrhoeae.
- Negativ: andere.

Vorkommen in käuflichen Systemen
Rapidec Staph.

24. Aurease

Prinzip
Von allen Staphylokokken bildet nur Staph. aureus das Enzym Aurease, welches Prothrombin angreift. Mit einem komplizierten Nachweissystem wird es durch Fluoreszenz im UV-Licht sichtbar gemacht.

Substrat
Prothrombin + ein Protein mit eingeschlossenem Fluoreszenzfarbstoff.

Nachweis
Aus Prothrombin wird durch Aurease Staphylothrombin gebildet. Dieses wirkt proteolytisch auf das markierte Protein. Dadurch wird der Fluoreszenzmarker freigesetzt, der mittels UV-Licht (360 nm) nachgewiesen werden kann.

Bedeutung bei Staphylokokken
• Positiv: Staph. aureus.
• Negativ: alle anderen, auch andere koagulasepositiven Staphylokokken.

Vorkommen in käuflichen Systemen
Rapidec Staph.

25. KCN

Prinzip
Wachstum in Anwesenheit von Kaliumcyanid.

Substrat
Moeller-Bouillon mit 1,5 % einer 0,5 %igen KCN-Lösung supplementieren.

Ablesung
• Positiv: Wachstum, Trübung.
• Negativ: kein Wachstum.

Bedeutung
Unterscheidung von C. freundii und Salmonellen.

26. Prolinarylamidase

Prinzip
Manche Bakterien produzieren das Enzym Prolinarylamidase und können dadurch aus einem angebotenen Substrat ein fluoreszierendes Molekül freisetzen.

Substrat
Spezialnährmedium

Ablesung
- Positiv: blaue Fluoreszenz.
- Negativ: farblos.

Bedeutung
- Gattung Klebsiella: positiv.
- Gattung Serratia: negativ.

> **!** *Grundkriterien der Bakteriendifferenzierung:*
> - Gramverhalten
> - Morphologie
> - Kultivierungsbedingungen
>   - aerob (obligat, fakultativ)
>   - mikroaerophil
>   - anaerob (obligat, fakultativ)
>   - optimale Wachstumstemperatur
>   - Wachstum auf Blut, Endo-/McConkey-Agar
>   - Wachstum auf Spezialnährböden
> - Beweglichkeit
> - Katalasereaktion
> - Oxidasereaktion
> - biochemische Leistungen
>   - Kohlenhydratabbau (oxidativ, fermentativ, inaktiv)
>   - sonstige biochemische Reaktionen.

6.4
Taxonomische Übersicht

Die wissenschaftliche Einteilung der Mikroorganismen (Systematik) aufgrund von Ähnlichkeiten und/oder verwandtschaftlichen Beziehungen im Rahmen einer vergleichenden Ordnung (Taxonomie) beruht auf morphologischen, biochemischen und letztlich auf genetischen Grundlagen. Im praktischen Gebrauch ist die taxonomische Zuordnung aus epidemiologischen, aber auch aus therapeutischen Gründen von Bedeutung. So gestattet eine frühzeitige Differenzierung der Erreger vor Erstellung eines Antibiogrammes bereits eine Weichenstellung bezüglich der antimikrobiellen Therapie, da bestimmte Mikroorganismen auch ein bestimmtes Muster antimikrobieller Empfindlichkeiten und Resistenzen aufweisen. Auch bezogen auf den Patienten ist es wichtig, zu wissen, ob, insbesondere bei chronischen

Erkrankungen, der gleiche Erreger die Pyelonephritis verursacht oder ob ein Erregerwechsel stattgefunden hat. Der Wechsel hin zu bestimmten, z. T. resistenten Erregern hat u. U. – z. B. bei nosokomialen Infektionen – für den Patienten eine erhebliche prognostische Bedeutung. Für den praktischen Gebrauch der Taxonomie wird in der Regel zuerst der Gattungsname, z. B. *Escherichia,* dann die Speziesbezeichnung, z. B. *coli* aufgeführt.

6.4.1
Allgemeine Übersicht nach Bergey

Von Bedeutung für den mikrobiologisch tätigen Arzt ist das Standardwerk der Taxonomie, nämlich *Bergey's Manual of Determinative Bacteriology,* das zuletzt 1994 erschienen ist. Darin beschreibt der Autor praxisnah die einzelnen Spezies aufgrund morphologischer, biochemischer, serologischer und genetischer Eigenschaften. Die taxonomischen Bezeichnungen in allen gängigen Bakteriologiebüchern richten sich nach den in Bergey's Manual dargestellten systematischen Kriterien. Deshalb werden im folgenden auch die humanmedizinisch bzw. urologisch relevanten Erreger nach Bergey aufgeführt (Abb. 28).

Gruppen nach Bergey (humanmedizinisch relevante Gruppen):
- Gruppe 1: Spirochäten
- Gruppe 2: aerobe/mikroaerophile, bewegliche, spiralförmige/komma-förmige gramnegative Bakterien
- Gruppe 4: gramnegative, aerobe/mikroaerophile Stäbchen und Kokken
- Gruppe 5: gramnegative, fakultativ anaerobe Stäbchen
- Gruppe 6: gramnegative, anaerobe, gerade, gebogene und spiralförmige Bakterien
- Gruppe 8: gramnegative, anaerobe Kokken
- Gruppe 9: Rickettsien und Chlamydien
- Gruppe 17: grampositive Kokken
- Gruppe 18: endosporenbildende, grampositive Stäbchen und Kokken
- Gruppe 19: regelmäßige, grampositive, sporenlose Stäbchen
- Gruppe 20: unregelmäßige, grampositive, sporenlose Stäbchen
- Gruppe 21: Mykobakterien
- Gruppe 22–29: Actinomyceten
- Gruppe 22: nocardiaförmige Organismen
- Gruppe 25: Streptomyceten
- Gruppe 30: Mykoplasmen (Mollicutes): zellwandlose Bakterien (insgesamt 35 Gruppen).

Die wichtigsten Familien und Gattungen (nach Bergey's Manual, 9th Ed.)
Nachstehend werden die wichtigsten Gattungen von medizinisch relevanten Bakterien in ihrem taxonomischen Zusammenhang aufgelistet. Die für den Urologen relevanten Familien und Gattungen sind kursiv gedruckt. Gelegentlich erscheinen auch Namen von medizinisch weniger wichtigen Gattungen, z. B. wegen der Namensähnlichkeit oder aus allgemeinem Interesse. Es wird ggf. die Gesamtzahl der Familien oder Gattungen angegeben.

Übersicht der urologisch relevanten Bakterien

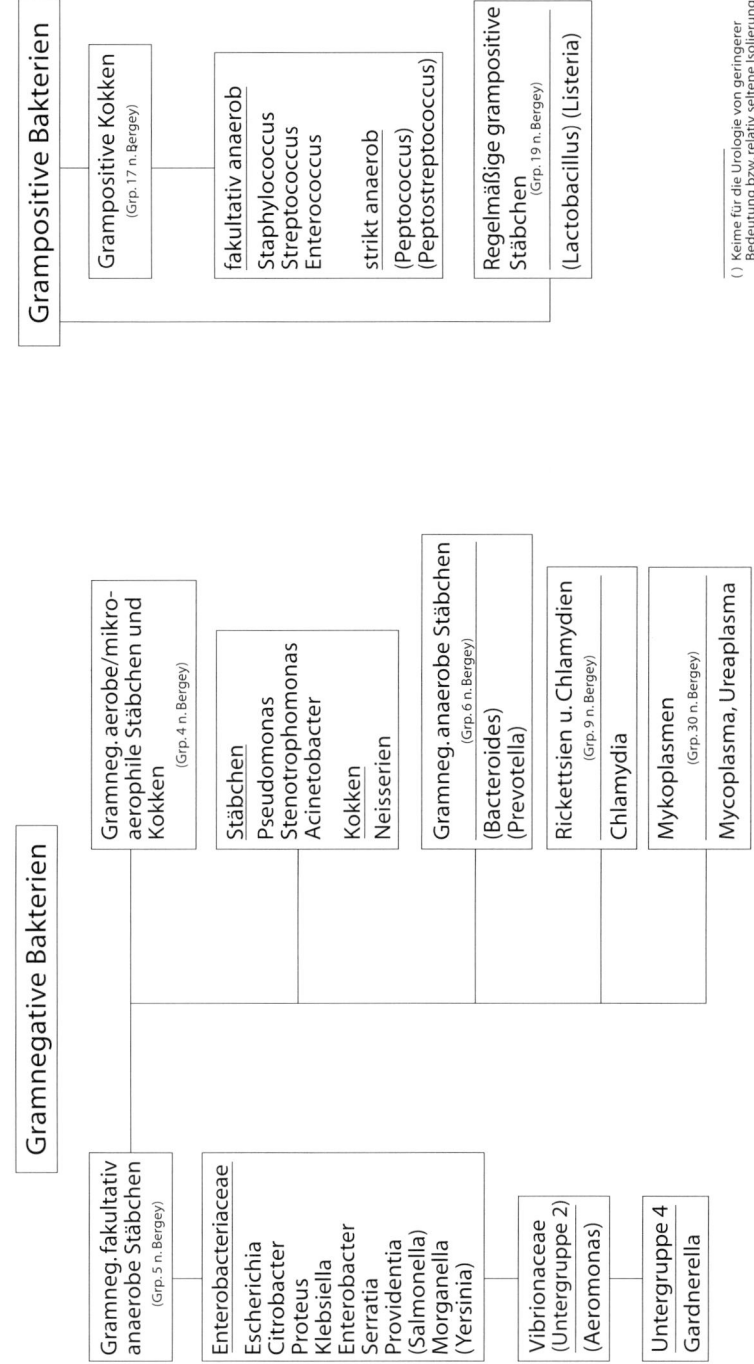

Gramnegative Bakterien

Gramneg. fakultativ anaerobe Stäbchen
(Grp. 5 n. Bergey)

Enterobacteriaceae
Escherichia
Citrobacter
Proteus
Klebsiella
Enterobacter
Serratia
Providentia
(Salmonella)
Morganella
(Yersinia)

Vibrionaceae
(Untergruppe 2)
(Aeromonas)

Untergruppe 4
Gardnerella

Gramneg. aerobe/mikro-
aerophile Stäbchen und
Kokken
(Grp. 4 n. Bergey)

Stäbchen
Pseudomonas
Stenotrophomonas
Acinetobacter

Kokken
Neisserien

Gramneg. anaerobe Stäbchen
(Grp. 6 n. Bergey)

(Bacteroides)
(Prevotella)

Rickettsien u. Chlamydien
(Grp. 9 n. Bergey)

Chlamydia

Mykoplasmen
(Grp. 30 n. Bergey)

Mycoplasma, Ureaplasma

Grampositive Bakterien

Grampositive Kokken
(Grp. 17 n. Bergey)

fakultativ anaerob
Staphylococcus
Streptococcus
Enterococcus

strikt anaerob
(Peptococcus)
(Peptostreptococcus)

Regelmäßige grampositive
Stäbchen
(Grp. 19 n. Bergey)

(Lactobacillus) (Listeria)

( ) Keime für die Urologie von geringerer
Bedeutung bzw. relativ seltene Isolierung

Abb. 28. Übersicht der urologisch relevanten Bakterien

Taxonomische Übersicht der für den Urologen wichtigen Bakterien:
- *Gruppe 1. Spirochäten:*
  8 Gattungen, z.B. *Treponema,* Borrelia, Leptospira.
- *Gruppe 2. aerobe/mikroaerophile, bewegliche, spiralförmige, kommaförmige Bakterien:*
  16 Gattungen, z.B. Spirillum, Campylobacter, Helicobacter.
- *Gruppe 4. gramnegative aerobe/mikroaerophile Stäbchen und Kokken:*
  - Untergruppe 4 A:
    Zirka 80 Gattungen, z.B. *Pseudomonas,* Azotobacter, Legionella, *Acinetobacter,* Bordetella, *Xanthomonas,* Rhizobium, *Neisseria,* Kingella, Stenotrophomonas, Acetobacter, Moraxella, Brucella.
  - Untergruppe 4 B:
    3 Gattungen.
- Gruppe 5: *gramnegative, fakultativ anaerobe Stäbchen.*
  - Untergruppe 1, *Familie I Enterobacteriaceae:*
    30 Gattungen, z.B. *Escherichia, Citrobacter, Erwinia, Proteus,* Yersinia, *Shigella, Klebsiella, Serratia, Providentia,* Kluyvera, *Salmonella, Enterobacter, Hafnia, Morganella,* Pantoea.
  - Untergrupppe 2. *Familie Vibrioaceae:*
    5 Gattungen z.B. *Vibrio, Aeromonas,* Plesiomonas.
  - Untergruppe 3. *Familie Pasteurellaceae:*
    3 Gattungen, Actinobacillus, Pasteurella, Hämophilus.
  - Untergruppe 4. *Weitere Gattungen:*
    7 Gattungen, z.B. *Gardnerella,* Eikenella.
- *Gruppe 6. gramnegative, anaerobe, gerade, gebogene und spiralförmige Bakterien:*
  47 Gattungen, z.B. *Bacteroides, Prevotella,* Fusobacterium, Porphyromonas.
- *Gruppe 8. gramnegative anaerobe Kokken:*
  4 Gattungen, z.B. Veillonella, Acidaminococcus, Megasphaera.
- *Gruppe 9. Rickettsien und Chlamydien:*
  - Rickettsia
  - *Chlamydia*
- *Gruppe 17. grampositive Kokken:*
  24 Gattungen, z.B. Micrococcus, *Enterococcus,* Gemella, Sarcina, *Staphylococcus,* Lactococcus, Peptococcus, *Streptococcus,* Aerococcus, Peptostreptococcus.
- *Gruppe 18. Endosporenbildende grampositive Stäbchen:*
  10 Gattungen, z.B. Clostridium.
- *Gruppe 19. Regelmäßige, grampositive sporenlose Stäbchen:*
  8 Gattungen, z.B. *Lactobacillus,* Listeria.
- *Gruppe 20. Unregelmäßige, sporenlose, grampositive Stäbchen:*
  37 Gattungen, z.B. Corynebacterium, Eubacterium, Bifidobacterium, *Gardnerella,* Actinomyces, *Mobiluncus,* Propionibacterium, Arachnia.
- *Gruppe 16. Mykobakterien:*
  1 Gattung Mycobakterium.
- *Gruppe 30. Mykoplasmen:*
  6 Gattungen, z.B. *Mycoplasma, Ureaplasma*

Da Gardnerella grampositiv oder gramnegativ erscheinen kann, ist die Gattung sowohl in Gruppe 5 als auch in Gruppe 20 aufgeführt.

6.4.2
Beschreibung der Erreger bei urologischen Infektionen

In der Liste S. 87 sind die urologisch relevanten Bakterienarten, getrennt nach gramnegativen und grampositiven, übersichtlich dargestellt. Ein Teil dieser Bakterien, z. B. Chlamydien, Mykoplasmen oder auch Gardnerellen, werden zwar in der Regel nicht im urologischen Praxislabor kultiviert, führen jedoch zu urologisch relevanten Infektionen. Darüber hinaus sind aber auch seltenere Arten, z. B. Salmonellen, Aeromonas, Listerien, Laktobazillen oder Anaerobier aufgeführt, die hin und wieder im urologischen Praxislabor isoliert oder im mikroskopischen Präparat gesehen werden.

Gramnegative Bakterien
Enterobacteriaceae
Unter der Familie der Enterobacteriaceen (Gruppe 5 nach Bergey) faßt man eine Reihe von gramnegativen, fakultativ anaeroben, geraden Stäbchen zusammen, die sich auf einfachen Kulturmedien wie Blut-, Endo- und McConkey-Platten problemlos vermehren. Sie spalten u. a. Zucker wie Glukose unter Bildung von Säure oxidativ oder auch fermentativ. Sie sind in der Regel oxidasenegativ und katalasepositiv und reduzieren Nitrat zu Nitrit.

Reservoir ist u. a. der Intestinaltrakt von Mensch und Tier, in dem viele fakultativ pathogene Arten als Opportunisten leben. Von diesen sind die obligat-pathogenen Gattungen Salmonella, Shigella und Yersinia sowie die obligat-enteropathogenen Coliarten zu unterscheiden. Diese obligat-pathogenen Enterobacteriaceen gehören nicht zur physiologischen Flora des menschlichen Darms.

Als gramnegative Stäbchen besitzen die Enterobacteriaceen ein Zytoplasma, in dem die genetische Information in Form eines Ringchromosoms nebst häufig vorhandener, extrachromosomaler DNA eingebettet ist, und das von einer Zytoplasmamembran umschlossen wird. An die Zytoplasmamembran schließt sich ein periplasmatischer Spalt an, dem sich der dünne Muraminsäuresacculus, eine Lipoproteinschicht und schließlich die äußere Zellwand aus Lipopolysacchariden anschließen. Bei einigen Enterobacteriaceen finden sich daneben eine Kapsel sowie Fimbrien und Geißeln.

Die Lipopolysaccharide *(LPS)* stellen Strukturbestandteile der äußeren Zellwand dar, die erst beim Zerfall der Bakterien frei und deshalb als *Endotoxine* bezeichnet werden. Ihre Hauptkomponenten sind das *Lipid A*, das Oberflächen-(O)-Antigen und das Kernpolysaccharid.

Das Lipid A ist vorwiegend Träger der toxischen Wirkung und stellt somit den Hauptvirulenzfaktor bei der Infektion durch fakultativ pathogene Enterobacteriaceen dar.

Die *Endotoxine* lösen im Makroorganismus Fieber und Komplementaktivierung aus und sind für den septischen, hypotonen Schock und die Verbrauchskoagulopathie verantwortlich.

Aus einigen Enterobacteriaceen, z. B. Klebsiellen, werden Kapselsubstanzen (*K-, Vi-Antigene*) nachgewiesen, die aus Polysacchariden bestehen und die Bakterien vor Phagozytose schützen.

Die meisten Enterobacteriaceen sind begeißelt (außer Shigellen und Klebsiellen). Die Geißeln bestehen aus einem kontraktilen Protein, dem Flagellin-(*H*-)-*Antigen*.

Die meisten Enterobacteriaceen tragen Fimbrien oder Pili als Kolonisations- bzw. Adhärenzfaktoren. Darüber hinaus werden plasmidkodierte Sexpili beobachtet, die die Übertragung von Plasmiden auf andere Bakterien ermöglichen.

Enterobacteriaceen ernähren sich problemlos auf den in der Praxis verwendeten Blut-, Endo- oder McConkey-Nährmedien, wobei die Optimaltemperatur für die humanmedizinisch wichtigen Arten bei 37 °C, für Yersinien bei 28 °C liegt. Die Selektivität von Endo- und McConkey-Agar beruht auf der Fähigkeit der Enterobacteriaceen, sich in Gegenwart oberflächenaktiver Substanzen, z. B. Anilinfarbstoffen oder Gallensalz, zu vermehren, während diese Substanzen das Wachstum der meisten grampositiven Bakterien behindern.

Die Identifizierung und Differenzierung der einzelnen Gattungen und Arten erfolgt vorwiegend durch die Überprüfung der biochemischen Leistungen (bunte Reihen), bei vielen Enterobacteriaceen darüber hinaus durch eine serologische Differenzierung der O-, H- und Kapsel-(K- bzw. Vi-) Antigene. Eine besondere Rolle spielt die serologische Typisierung bei den Salmonellen und Shigellen, aber zunehmend auch bei den enteropathogenen Colistämmen.

Escherichia (Tabelle 3)
Die Namensgebung erinnert an den Pädiater Theodor *Escherich*, der den Erreger 1885 erstmals aus dem Stuhl von Kleinkindern mit Durchfallerkrankung isolierte. Escherichia coli gilt als der häufigste Erreger von Harnwegsinfektionen, Pyelonephritiden und Urogenitalinfektionen. Serologisch lassen sich 171 O-, 75 H- und 130 Kapselantigene unterscheiden, die serologische Typisierung hat jedoch für den urologischen Bereich nur geringe Bedeutung.

Proteus (Tabelle 4 und Abb. 29)
Die Gattung Proteus erhielt ihren Namen nach einem Meeresgott aus der griechischen Mythologie.

Proteusbakterien sind stark beweglich. Sie besitzen Fimbrien, sind aber nicht bekapselt. Wegen ihrer starken, peritrichen Begeißelung schwärmen sie auf den meisten Agarplatten, insbesondere auf Blutagar. Auf Endoagar ist das Schwärmen eingeschränkt, auf McConkey-Agar schwärmen sie in der Regel nicht.

Proteus ist ein Fäulniskeim, der sich in Erdproben, Abwässern, Tierkadavern und auch in Lebensmitteln, z. B. in überreifem Käse, findet. Er kommt bei gesunden Menschen in der Darmflora vor.

Klebsiella, Enterobacter, Serratia
Klebsiella, Enterobacter und Serratia werden wegen weitgehender Ähnlichkeiten zusammengefaßt.

Tabelle 3. Charakterisierung der Gattung Escherichia (Genus Escherichia, Speziestyp: Escherichia coli)

Gramverhalten	Negativ	*Standort* Intestinaltrakt, Boden, Wasser, Lebensmittel, Vagina, vordere Urethra
Morphologie	Stäbchen 1,1–1,5 × 2–6 µm	
Kultur 37 °C 28 °C	+ (+)	*Pathogenität* Fakultativ-pathogen (obligat enteropathogene Stämme)
Blutagar	+	
Endoagar	+	*Virulenzfaktoren* Pili/Fimbrien: MR, MS etc., Hämolysine, Endotoxin, Enterotoxine
Mc Conkey	+	
Aerob/mikroaerophil	+	*Erkrankungen* • UGT: HWI, Pyelonephritis, Prostatitis (Adnexitis), Urosepsis • Extraurogenital: lokale Eiterungen, Enteritiden, Sepsis, nosokomiale Infektionen
Anaerob	+	
Beweglichkeit	+	
Katalase	+	
Oxidase	−	*Weitere Arten* E. vulnaris, E. hermannii, E. fergusonii
Biochemische Leistungen • Glukose/Gas • Methylrot • Voges Proskauer • Zitrat H$_2$S • Urease • Laktose • Indol • KCN • Lysindekarboxylase • Phenylalanindeaminase • Arginindihydrolase • Ornithindekarboxylase	 +/+ + − − − + + − + − (−) +/−	*Besonderheiten* Metabolisch inaktive E. coli: • Beweglichkeit: − • Laktose: − • keine Gasproduktion bei Kohlenhydrat-verwertung • Indol: (+) • Methylrot: (+)

Tabelle 4. Charakterisierung der Gattung Proteus (Genus Proteus, Speziestyp: Proteus vulgaris)

Gramverhalten	Negativ	*Standort* Intestinaltrakt, Lebensmittel, Vagina (selten)
Morphologie	Stäbchen 0,4–0,8 × 1–3 µm	
Kultur 37 °C 28 °C	+ (+)	*Pathogenität* fakultativ-pathogen
Blutagar	+	
Endoagar	+	*Virulenzfaktoren* Fimbrien, Endotoxine
McConkey	+	
Aerob/mikroaerophil	+	*Erkrankungen* • UGT: HWI, Pyelonephritis, Prostatitis (Adnexitis) • Extraurogenital: Wundinfektionen, nosokomiale Infektionen
Anaerob	+	
Beweglichkeit	++	
Katalase	+	
Oxidase	–	*Weitere Arten* P. mirabilis (Indol-) P. penneri P. mycofaciens
Biochem. Leistungen • Glukose/Gas • Methylrot • Voges Proskauer • Zitrat • H_2S • Urease • Laktose • Indol • KCN • Lysindekarboxylase • Phenylalanindeaminase • Arginindihydrolase • Ornithindekarboxylase	+/(+) + +/– +/– + + – + – + * – –	*Besonderheiten* Keine.

* Angaben werden i.d.R. nicht zur Differenzierung benötigt.

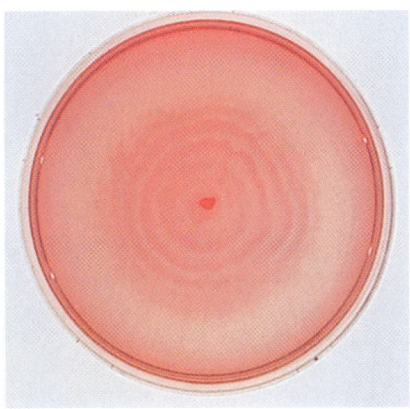

Abb. 29. Proteuskultur (Schwärmen)

Klebsiellen sind unbegeißelte und daher unbewegliche, gramnegative Stäbchen (Tabelle 5). Die Namensgebung erfolgte nach dem Bakteriologen Edwin *Klebs*. Klebsiellen besitzen Fimbrien und Kapseln (K-Antigen). Natürliche Standorte sind Erde und Wasser. Bei etwa 10 % der gesunden Bevölkerung finden sie sich im Darm, z. T. auch im oberen Respirationstrakt.

Enterobacterarten sind mit den Klebsiellen nahe verwandt. Sie besitzen jedoch eine Begeißelung (Tabelle 6).

Auch die *Serratien* ähneln hinsichtlich der Ansprüche an das Kulturmedium und dem Krankheitsspektrum den Klebsiellen (Tabelle 7). Einige Serratiaarten produzieren unter Lichtabschluß ein rotes Pigment (Serratia marcescens), das im Sputum, in Windeln oder auf Hostien das Auftreten von Blut vortäuschen kann. Enterobacter und Serratien kommen ebenfalls in Erd- und Wasserproben vor, gelegentlich auch im Darm oder Respirationstrakt.

Nichtenterobacteriaceen: Pseudomonadaceen (Tabelle 12 und Abb. 30)
Die Pseudomonadaceen gehören zu den widerstandsfähigsten und anspruchslosesten Mikroorganismen, die vorwiegend an feuchten Stellen mit Spuren organischer Substanz vorkommen. Aber auch in trockenem Milieu zeigt Pseudomonas aeruginosa noch eine hohe Überlebensfähigkeit. Typische Standorte sind im ärztlichen Bereich Waschbecken, Schläuche, Beatmungs- und Infusionsgeräte und auch die in einer Praxis häufig anzutreffenden Blumenvasen. Weiterhin können sie aus Hygieneartikeln, Luftbefeuchtern, Salben, Kosmetika und Flüssigkeiten, z. B. zur Aufbewahrung von Kontaktlinsen, isoliert werden.

Pseudomonas aeruginosa (Tabelle 12) gilt als Hospitalismuserreger und ist einer der häufigsten Verursacher nosokomialer Infektionen. Insbesondere abwehrgeschwächte Patienten mit Mukoviszidose, Querschnittslähmung oder Verbrennungen gehören zur Risikogruppe der Pseudomonasinfektion. Übertragungen von Patient zu Patient oder durch das Pflege-

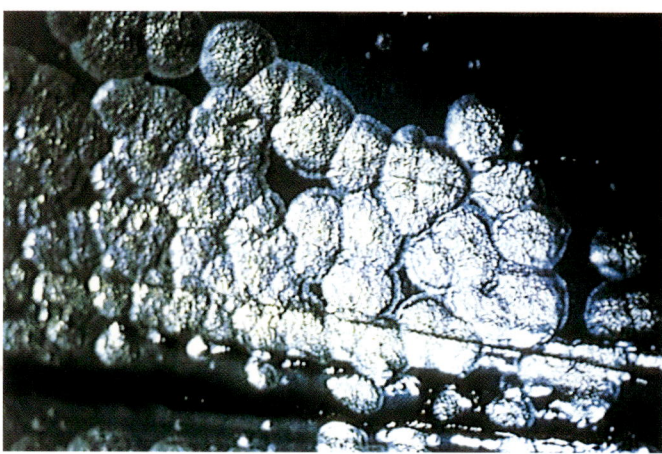

Abb. 30.   Pseudomonaskultur

personal sowie durch gemeinsam benutzte Geräte, Toiletten oder Waschbecken sind beschrieben.

In der Gattung Pseudomonas werden gramnegative Stäbchen mit einer oder mehreren polaren Geißeln zusammengefaßt, die sich durch einen *aeroben* Stoffwechsel auszeichnen. Glukose und andere organische Substanzen werden oxidativ abgebaut, Katalase- und Oxidasereaktionen fallen positiv aus (Ausnahme: Stenotrophomonas maltophilia ist oxidasenegativ, s. Tabelle 13).

Für die Humanmedizin, insbesondere die Urologie, besitzt Pseudomonas aeruginosa größte Bedeutung als Erreger von nosokomialen Harnwegsinfektionen und von eitrigen, septikämischen Infektionen. Wie andere gramnegative Stäbchen besitzt Pseudomonas aeruginosa typischerweise in der äußeren Zellwand Lipopolysaccharide. Eine Kapsel wird nicht gebildet, wohl aber eine Schleimschicht (Glykokalix) aus Polysacchariden und Proteinen, die die Phagozytose erschwert.

Pseudomonas aeruginosa ist anspruchslos und gedeiht auf den meisten einfachen Nährmedien einschließlich der Selektivmedien wie Endo- und McConkey-Agar. Auf Blutagar zeigt Pseudomonas häufig eine β-Hämolyse. In flüssigen Kulturmedien vermehrt sich Pseudomonas aeruginosa aufgrund des aeroben Stoffwechsels nahe der Oberfläche und bildet eine typische Kahmhaut. Viele Pseudomonas-aeruginosa-Stämme bilden unter geeigneten Wachstumsbedingungen einen gelben Farbstoff, der grünlich fluoresziert, das Fluoreszein. Darüber hinaus wird ein blaugrünes Pyocyanin gebildet, das dem Erreger früher den Namen Pyocyaneus gab. Auch wird, vor allem bei Wundinfektionen, ein Duftstoff gebildet, der einen süßlich-aromatischen Geruch verbreitet (O-Aminoacetophenon) (Tabelle 12 und 13).

Tabelle 5. Charakterisierung der Gattung Klebsiella (Genus Klebsiella, Speziestyp: K. pneumoniae subspez. pneumoniae)

Gramverhalten	Negativ	*Standort* Intestinaltrakt, Gemüse, Wasser, Boden
Morphologie	Stäbchen 0,3–1 × 0,6–6,0 μm	
Kultur 37 °C 28 °C	+ (+)	*Pathogenität* Fakultativ-pathogen
Blutagar	+	
Endoagar	+	*Virulenzfaktoren* Fimbrien
McConkey	+	

Aerob/mikroaerophil	+	*Erkrankungen*
		• UGT: HWI, Pyelonephritis, nosokomiale
		  urologische Infektionen
		• Extraurogenital: Respiratorische Infekte,
		  Pneumonien, Sepsis, nosokomiale Infektio-
		  nen

Anaerob	+	
Beweglichkeit	–	
Katalase	+	
Oxidase	–	*Weitere Arten* K. pneumoniae subsp. ozaenae K. pneumoniae subsp. rhinoskleromatis K. oxytoca
Biochemische Leistungen • Glucose/Gas • Methylrot • Voges Proskauer • Zitrat • H_2S • Urease • Laktose • Indol • KCN • Lysindekarboxylase • Phenylalanindeaminase • Arginindihydrolase • Ornithindekarboxylase	 +/+ (–) + + – + + + + + – * *	*Besonderheiten* Klebsiellen sind bekapselt und tragen entsprechende Kapselantigene

* Angaben werden i.d.R. nicht zur Differenzierung benötigt.

Tabelle 6. Charakterisierung der Gattung Enterobacter (Genus Enterobacter, Speziestyp: Enterobacter cloacae)

Gramverhalten	Negativ	Standort Wasser, Boden, Pflanzen, Intestinaltrakt
Morphologie	Stäbchen 0,6–1 × 2–3 μm	
Kultur 37 °C 28 °C	+ (30–37) (+)	Pathogenität Opportunistisch, fakultativ pathogen
Blutagar	+	
Endoagar	+	Virulenzfaktoren Aus urologischer Sicht nicht relevant
McConkey	+	
Aerob/mikroaerophil	+	Erkrankungen
Anaerob	+	• UGT: HWI, seltener Prostatitis, Pyelonephritis, Wundinfektion, nosokomiale urologische Infektion
Beweglichkeit	+	• Extraurogenital: Nosokomiale Infektionen aller Art
Katalase	+	
Oxidase	–	Weitere Arten E. sakazakii E. aerogenes E. gergoviae
Biochemische Leistungen • Glukose/Gas • Methylrot • Voges Proskauer • Zitrat • H₂S • Urease • Laktose • Indol • KCN • Lysindekarboxylase • Phenylalanindeaminase • Arginindihydrolase • Ornithindekarboxylase	+/+ – + + – +/– + – + + – + *	Besonderheiten Keine.

* Angaben werden i.d.R. nicht zur Differenzierung benötigt.

Tabelle 7. Charakterisierung der Gattung Serratia (Genus Serratia, Speziestyp: Ser. marcescens)

Gramverhalten		*Standort* Boden, Wasser, Pflanzen, Intestinaltrakt von Nagern
Morphologie	Stäbchen 0,5–0,8 × 0,9–2 µm	
Kultur 37 °C 28 °C	+ +	*Pathogenität* Opportunistisch, fakultativ pathogen
Blutagar	+	
Endoagar	+	*Virulenzfaktoren* Aus urologischer Sicht nicht relevant
McConkey	+	
Aerob/mikroaerophil	+	*Erkrankungen* • UGT: HWI, nosokomiale UGT-Infektionen • Extraurogenital: Sepsis
Anaerob	+	
Beweglichkeit	+	
Katalase	+	
Oxidase	–	*Weitere Arten* Ser. odorifera Ser. liquefaciens
Biochemische Leistungen • Glukose/Gas • Methylrot • Voges Proskauer • Zitrat • H_2S • Urease • Laktose • Indol • KCN • Lysindekarboxylase • Phenylalanindeaminase • Arginindihydrolase • Ornithindekarboxylase	 +/(+) (–) + + – + + + * + * * *	*Besonderheiten* Aus urologischer Sicht keine mikrobiologischen Besonderheiten

* Angaben werden i.d.R. nicht zur Differenzierung benötigt.

Tabelle 8. Charakterisierung der Gattung Citrobacter (Genus Citrobacter, Speziestyp: Citrobacter freundii)

Gramverhalten		*Standort* Intestinaltrakt, Boden, Wasser, Lebensmittel
Morphologie	Stäbchen $1 \times 2-6\,\mu m$	
Kultur 37 °C 28 °C	+ (+)	*Pathogenität* mäßig, opptortunistisch-pathogen
Blutagar	+	
Endoagar	+	*Virulenzfaktoren* nicht untersucht
McConkey	+	
Aerob/mikroaerophil	+	*Erkrankungen* • UGT: HWI
Anaerob	+	• Extraurogenital: neonatale Meningitis
Beweglichkeit	+	
Katalase	+	
Oxidase	−	*Weitere Art* C. diversus
Biochemische Leistungen • Glukose/Gas • Methylrot • Voges Proskauer • Zitrat • H_2S • Urease • Laktose • Indol • KCN • Lysindekarboxylase • Phenylalanindeaminase • Arginindihydrolase • Ornithindekarboxylase	 +/+ + − + (+) +/− * − + − * −	*Besonderheiten* Keine

* Angaben werden i.d.R. nicht zur Differenzierung benötigt.

Tabelle 9. Charakterisierung der Gattung Morganella (Genus Morganella, Speziestyp: M. morganii)

Gramverhalten	Negativ	*Standort* Intestinaltrakt, Mensch, Tier
Morphologie	Stäbchen 0,6–0,4×1–1,7 μm	
Kultur 37 °C 28 °C	+ (+)	*Pathogenität* Opportunistisch, fakultativ pathogen
Blutagar	+	
Endoagar	+	*Virulenzfaktoren* Nicht untersucht
McConkey	+	
Aerob/mikroaerophil	+	*Erkrankungen* • UGT: HWI
Anaerob	+	• Extraurogenital
Beweglichkeit	+	
Katalase	+	
Oxidase	–	*Weitere Arten* Keine
Biochemische Leistungen • Glukose/Gas • Methylrot • Voges Proskauer • Zitrat • H_2S • Urease • Laktose • Indol • KCN • Lysindekarboxylase • Phenylalanindeaminase • Arginindihydrolase • Ornithindekarboxylase	 +/+ + – – – + – + + + * + –	*Besonderheiten* Keine

* Angaben werden i.d.R. nicht zur Differenzierung benötigt.

Tabelle 10. Charakterisierung der Gattung Providentia (Genus Providentia, Speziestyp: P. alcalifaciens)

Gramverhalten	Negativ	*Standort*	Nicht bekannt
Morphologie	Stäbchen 0,5–0,7 × 2–3 μm		
Kultur 37 °C 28 °C	+ (+)	*Pathogenität*	(Fakultativ) pathogen
Blutagar	+		
Endoagar	+	*Virulenzfaktoren*	Nicht untersucht
McConkey	+		
Aerob/mikroaerophil	+	*Erkrankungen*	• UGT: HWI
Anaerob	+		• Extraurogenital: Wundkeime, Bakteriaemie, Sepsis
Beweglichkeit	–		
Katalase	+		
Oxidase	–	*Weitere Arten*	P. rettgeri P. stuartii
Biochemische Leistungen • Glukose/Gas • Methylrot • Voges Proskauer • Zitrat • H$_2$S • Urease • Laktose • Indol • KCN • Lysindekarboxylase • Phenylalanindeaminase • Arginindihydrolase • Ornithindekarboxylase	 +/+ + – + – – – + + – * – –	*Besonderheiten* Keine	

* Angaben werden i.d.R. nicht zur Differenzierung benötigt.

Tabelle 11. Charakterisierung der Gattung Salmonella (Genus Salmonella, Speziestyp: S. enteritidis)

Gramverhalten	Negativ	*Standort* Intestinaltrakt von Tieren, Wasser, Boden
Morphologie	Stäbchen 0,7–1,5 × 2–5 µm	
Kultur 37 °C 28 °C	+ +	*Pathogenität* Obligat pathogen
Blutagar	+	
Endoagar	+	*Virulenzfaktoren* Diverse Endo- und Exotoxine
McConkey	+	
Selektivmedien	+	
Aerob/mikroaerophil	+	*Erkrankungen* • UGT: symptomloser Zufallsbefund im Urin bei Screening • Extraurogenital: Enteritis, Sepsis
Anaerob	+	
Beweglichkeit	+	
Katalase	+	
Oxidase	–	*Weitere Arten* S. typhi S. paratyphi und diverse weitere Arten
Biochemische Leistungen • Glukose/Gas • Methylrot • Voges Proskauer • Zitrat • H$_2$S • Urease • Laktose • Indol • KCN • Lysindekarboxylase • Phenylalanindeaminase • Arginindihydrolase • Ornithindekarboxylase	 +/+ + – + + – (–)/(+) +/– * + * * +	*Besonderheiten* Die Differenzierung der Salmonellen erfolgt mittels Antikörper gegen O-, H- und V-Antigene der Salmonellen

* Angaben werden i.d.R. nicht zur Differenzierung benötigt.

Tabelle 12. Charakterisierung der Gattung Pseudomonas (Genus Pseudomonas, Speziestyp: P. aeruginosa)

Gramverhalten	Negativ	*Standort* Intestinaltrakt, Boden, Wasser, alle feuchten Kompartimente
Morphologie	Stäbchen	
Kultur 37 °C 41 °C	+ +	*Pathogenität* Fakultativ pathogen
Blutagar	+	
Endoagar	+	*Virulenzfaktoren* Hämolysine, Proteasen, Exotoxin A
McConkey	+	
Aerob/mikroaerophil	+/(+)	*Erkrankungen* • UGT: HWI, Pyelonephritis, Wunden, nosokomiale urologische Infektionen • Extraurogenital: Respiratorische HNO-Infektionen, Sepsis
Anaerob	–	
Beweglichkeit	+	
Katalase	+	
Oxidase	+	*Weitere Arten* P. fluoreszens P. alcaligenes P. stutzeri
Biochemische Leistungen • Glukose/Gas • Gelatinespaltung • Stärkespaltung • L-Arginin • Arginindihydrolase	 + + – + +	*Besonderheiten* Bildung diverser gelber bzw. blaugrüner, z. T. fluoreszierender Farbstoffe

Tabelle 13. Charakterisierung der Gattung Stenotrophomonas (Genus Stenotrophomonas, Speziestyp: St. maltophilia)

Gramverhalten	Negativ	*Standort* Pflanzenreich	
Morphologie	Stäbchen 0,4–0,7×0,7–1,8 μm		
Kultur 37 °C 28 °C	(+) +	*Pathogenität* Fakultativ pathogen	
Blutagar	+		
Endoagar	+	*Virulenzfaktoren* Nicht bekannt bzw. nicht untersucht.	
McConkey	+		
Aerob/mikroaerophil	+/(+)	*Erkrankungen* • UGT: HWI (v. a. nosokomial)	
Anaerob	–	• Extraurogenital	
Beweglichkeit	+		
Katalase	+		
Oxidase	–	*Weitere Arten* Keine humanpathogenen	
Biochemische Leistungen • Gelatine	+ (Hydrolyse)	*Besonderheiten* Oxidasereaktionen i.d.R. negativ	

Gramnegative Kokken: Neisseria (Kap. 3, Abb. 11 und Tabelle 14)

In der Gattung der Neisserien sind gramnegative, obligat-aerobe oder mikroaerophil wachsende Kokken zusammengefaßt. Katalase- und Oxidasereaktionen fallen positiv aus. Einer oder mehrere Zucker werden oxidativ unter Säurebildung gespalten, ebenso Nitrat zu Nitrit reduziert. *Hauptvertreter sind Neisseria gonorrhoeae und Neisseria meningitidis.*

Neisseria gonorrhoeae ist obligat pathogen, sexuell übertragbar und seit dem Altertum als Erreger der gonorrhoischen Urethritis bekannt. Dem Breslauer Dermatologen Albert *Neisser*, dem 1879 der mikroskopische Nachweis von Gonokokken im Harnröhreneiter gelang, verdankt die Familie der Neisseriaceen ihren Namen. *Zur Familie gehören auch die Gattungen Moraxella, Kingella und Acinetobacter.*

Der Aufbau der Neisserien entspricht dem anderer gramnegativer Bakterien. Die äußere Membran der Gonokokken enthält Lipooligosaccharide und ist, im Gegensatz zu der anderer gramnegativer Bakterien, für Penicillin G durchlässig, weshalb diese Mikroorganismen auch eine hohe Penicillinempfindlichkeit aufweisen. Gonokokken sind unbekapselt, weisen aber als Virulenzfaktoren Pili auf, die vorwiegend der Adhäsion an die Wirtszel-

Tabelle 14. Charakterisierung der Gattung Neisseria (Genus Neisseria, Speziestyp: N. gonorrhoeae)

Gramverhalten	Negativ	*Standort* Humaner UGT
Morphologie	Diplokokken	
Kultur 37 °C 28 °C	+ –	*Pathogenität* Obligat pathogen
Blutagar	–	
Endoagar	–	*Virulenzfaktoren* Pili: Protein I, II, III, IgA-ase, Lipoolligosaccharide
McConkey	–	
Kochblutagar	+	
Aerob/mikroaerophil	(+)/+	*Erkrankungen* • UGT: Urethritis, Epididymitis, Prostatitis, Zer-
Anaerob	–	vizitis, Salpingitis, Amnioninfektionssyndrom • Extraurogenital: Pharyngitis, Gonarthritis,
Beweglichkeit	–	Konjunktivitis
Katalase	+	
Oxidase	+	*Weitere Arten* N. meningitidis N. lactamica N. sicca N. flavia
Biochemische Leistungen • Glukose • Maltose • Fruktose • Sukrose • Mannose • Laktose	 + (+) – – – –	*Besonderheiten* *Cave!* Morphologisch auf der Kochblutplatte Verwechslung mit G. vaginalis möglich, die aber oxidasenegativ ist

len dienen. Daneben produzieren Gonokokken als weiterer Virulenzfaktor eine Protease, die das sekretorische IgA an der Scharnierregion aufspaltet und damit möglicherweise zur Störung der lokalen Immunität der Schleimhäute beiträgt. Ein gewisser Teil der Gonokokkenstämme weist heute β-Laktamasen auf, die zur Penicillinresistenz führen. Biochemisch lassen sich Gonokokken durch ihre biochemischen Leistungen, die in einer bunten Reihe getestet werden, von anderen Neisserienarten unterscheiden. Von den Acinetobacterarten unterscheiden sich die Gonokokken durch das Atmungsenzym Zytochrom-C-Oxidase. Für die Kultivierung werden anspruchsvolle Nährmedien, z.B. Kochblutagar, sowie für die Primäranzucht ein mikroaerophiles Milieu mit einem 5- bis 10 %igen CO_2-Anteil benötigt.

Gonokokken sind gegen äußere Einflüsse sehr empfindlich, vor allem gegen Austrocknung. Nur wenige Transportmedien eignen sich für einen 24- bis 36stündigen Transport ins Labor (Holzkohlenagar von Medical Wire, Großbritannien, über Mast Diagnostica). Die meisten, auch agarhaltigen Transportmedien, führen oft binnen weniger Stunden zum Absterben oder zu einer massiven Keimreduktion, der häufigste Grund für den negativen kulturellen Nachweis bei Transport des Abstrichmaterials ins Labor. Im Gegensatz zu der häufig verbreiteten Lehrmeinung schadet die Aufbewahrung des beimpften Transportmediums im Kühlschrank bei 4–8 °C keineswegs.

Wer nicht wenigstens 3- bis 4mal pro Woche eine Gonokokkenkultur in seinem Praxislabor anlegt, sollte aus vernünftigen wirtschaftlichen, aber auch fachlichen Überlegungen heraus die Kultivierung der Gonokokken einem kompetenten mikrobiologischen Fachlabor überlassen.

Grampositive Kokken
Staphylococcus (Tabelle 15 und Abb. 31)
Die Gattung der Staphylokokken beinhaltet morphologisch grampositive Kokken, die sich in Paaren, Tetraden oder Haufen zusammenlagern und sich unter aeroben wie anaeroben Bedingungen vermehren. Die Katalasereaktion ist positiv. Eine Schlüsselreaktion ist der Koagulasenachweis: Stämme, die dieses Enzym bilden, werden als Staphylococcus aureus bezeichnet. Alle übrigen Staphylokokkenstämme werden als koagulasenegative Staphylokokken bezeichnet.

Staphylococcus aureus ist einer der häufigsten Erreger von Eiterungen und Sepsis. Toxinbildende Stämme sind verantwortlich für das sog. Toxicshock-Syndrom, aber auch für akute Brechdurchfälle durch Nahrungsmittelvergiftungen. Unter den koagulasenegativen Staphylokokken spielt in der Urologie vor allem *Staphylococcus saprophyticus* als Erreger von Harnwegsinfektionen (Honeymoon-Zystitis) eine Rolle. Aber auch andere koagulasenegative Staphylokokken können Harnwegsinfektionen verursachen oder durch ihre Adhäsion an Katheter und Implantaten zu postoperativen Infektionen und zur Sepsis führen.

Der Begriff Staphylococcus leitet sich von dem griechischen Wort Staphyle für Traube ab und bezieht sich auf die haufenförmige Zusammenlagerung dieser Kugelbakterien. Mit den Mikrokokken faßt man die Staphylokokken in der Familie der Micrococcaceae zusammen.

Die dreidimensional strukturierte, grampositive Zellwand (Peptidoglykane) ist untereinander vernetzt und trägt an ihrer Oberfläche einen wichtigen Virulenzfaktor, das *Protein A*. Eine Kapsel kommt bei einigen wenigen Staphylokokkenstämmen vor. Durch die Bindung des Proteins A an den Basisteil (Fc-Teil) der Immunglobuline wird die Phagozytose behindert. Der Nachweis der gebundenen Koagulase („clumping factor"), mit denen fast alle nichtbekapselten Stämme von Staphylokokkus ausgestattet sind, dient als annähernd sicheres Differenzierungsmerkmal, obwohl nur die sog. freie Koagulase von allen Staphylococcus-aureus-Stämmen gebildet wird.

Tabelle 15. Charakterisierung der Gattung Staphylococcus (Genus Staphylococcus, Speziestyp: Staph. aureus)

Gramverhalten	Positiv	*Standort* Ubiquitär, Haut, Schleimhäute von Tier und Mensch
Morphologie	Haufenkokken	
Kultur 37 °C 28 °C	+ (+)	*Pathogenität* Fakultativ pathogen
Blutagar	+	
Endoagar	−	*Virulenzfaktoren* Enterotoxin A-E, Leucozidin, DNAse
McConkey	−	α-δ Hämolysine Hyaluronidase
Aerob/mikroaerophil	+	*Erkrankungen* • UGT: Urethritis, Balanitis, HWI, „Toxic Shock Syndrom"
Anaerob	+	• Extraurogenital: Pyodermien, Sepsis, Organinfektionen
Beweglichkeit	−	
Katalase	+	
Oxidase	−	*Weitere Arten* Staph. saprophyticus (HWI) und diverse koagulasenegative Arten: Staph. epidermidis Grp.
Biochemische Leistungen • Glukose/Gas • 10 % NaCl • Clumping-Faktor • ungebundene Koagulase • Mannit • DNAse	 * + + + + +	*Besonderheiten* Staph. saprophyticus ist zur Unterscheidung vom Staph. aureus koagulasenegativ und novobiocinresistent. Hohe Affinität zu Kunststoffoberflächen (*Cave!* Dauerkatheter)

* Angabe wird i.d.R. nicht zur Differenzierung benötigt.

Neben diesem Virulenzfaktor ist vor allem die Bildung von Hyaluronidasen, DNAsen, Lipasen, Staphylokinasen und Lysostaphin zu erwähnen. Weitere wichtige Toxine sind die Hämolysine, von denen Staphylococcus aureus 4 produziert (α, β, γ, δ). Dabei kann ein einzelner Stamm mehrere dieser Hämolysine bilden, die zur Auflösung vor allem tierischer Erythrozyten führen.

Staphylokokken sind anspruchslose Erreger, die unter aeroben und anaeroben Bedingungen auf einfachen Nährmedien, insbesondere Blutagar, wachsen. Auf einem gut eingestellten Endoagar sollen sie aber ebenso wenig kultivierbar sein wie auf McConkey-Agar. Die Bildung von gelblichen Pigmenten ist bei Staphylococcus aureus nicht obligat.

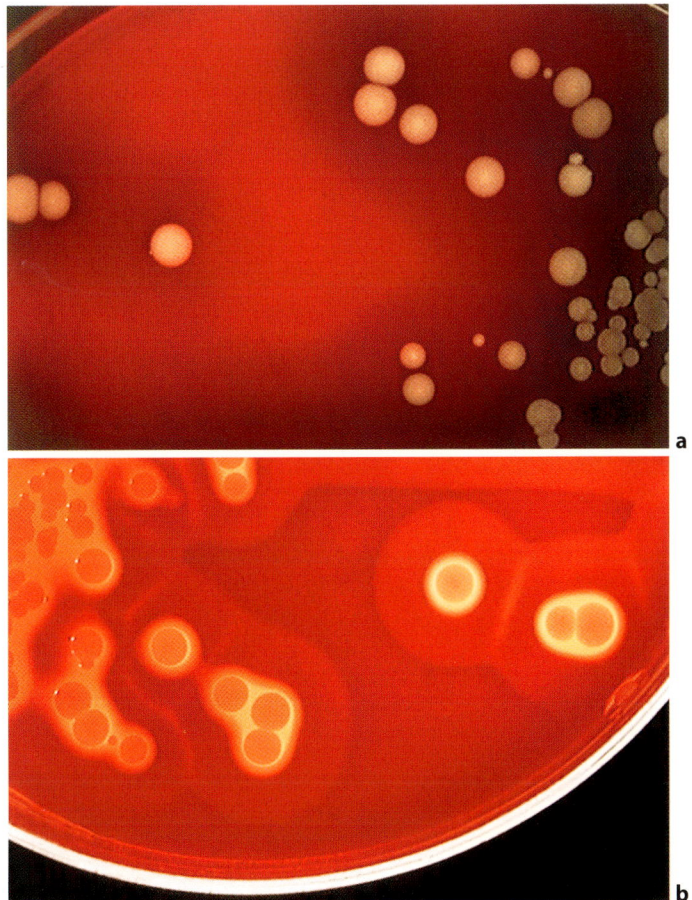

Abb. 31.   a, b Staphylokokkenkultur *a* ohne und *b* mit Hämolyse

Staphylokokken gehören zu den widerstandsfähigsten humanpathogenen Bakterien. Sie kommen ubiquitär, vor allem auch auf der Haut, den Schleimhäuten und im Intestinum vor und sind auch gegen Austrocknung relativ widerstandsfähig. Im Krankenhaus können sie, vor allem die multiresistenten Arten (methicillinresistente Staphylococci aurii = MRSA), zu großen therapeutischen Problemen führen.

Streptococcus (Tabelle 16 und Abb. 32)
In der Gattung Streptococcus werden nichtbewegliche, nichtsporenbildende, grampositive Kokken zusammengefaßt, die in typischen Ketten oder in Paaren lagern. Die Vermehrung erfolgt unter aeroben wie anaeroben Bedingungen, Katalase- und Oxidasereaktionen fallen negativ aus. Nitrat wird nicht reduziert. Streptokokken besiedeln die Schleimhäute von Mensch und Tier und können lokale, eitrige Infektionen, aber auch schwer-

Tabelle 16. Charakterisierung der Gattung Streptococcus (Genus Streptococcus, Speziestyp: B-Streptokokken = S. agalactiae)

Gramverhalten	Positiv	*Standort* Schleimhäute von Tier und Mensch
Morphologie	Diplo-/Kurzketten	
Kultur 37 °C 28 °C	+ (+)	*Pathogenität* Fakultativ bis obligat pathogen (Grp A)
Blutagar	+ (α-Hämolyse)	
Endoagar	−	*Virulenzfaktoren* Hyaluronidase, Haemolysine, Toxine etc.
McConkey	−	
Aerob/mikroaerophil	+	*Erkrankungen* • UGT: STD-Erreger, HWI, Urethritis, Balanitis,
Anaerob	+	Vaginitis, Vulvitis, Amnioninfektionssyndrom, Puerperalsepsis
Beweglichkeit	−	• Extraurogenital: Tonsillitis, Laryngitis, Sepsis, Frühgeburt
Katalase	−	
Oxidase	−	*Weitere Arten* Hämolys. Streptokokken, Gruppen A, C, G
Differenzierung • Serologiegruppe • CAMP-Test	 B +	*Besonderheiten* Hämolyse auf Schafblutagar *Cave!* Nichthämolysierende Stämme bekannt

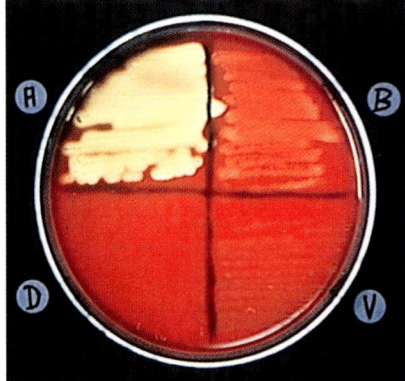

Abb. 32.   Ausprägung der Haemolyse bei verschiedenen Streptokokken.
A = Grp A-Streptokokken
B = Grp B-Streptokokken
D = Enterokokken
V = Viridans-Streptokokken

ste Allgemeininfektionen bei Mensch und Tier hervorrufen. β-hämolysierende Arten sind häufig obligat-pathogen (Gruppe A, C, G). Die nichthämolysierenden Arten sind vorwiegend als Opportunisten Mitglieder der physiologischen Standortflora.

Im Aufbau besitzen die grampositiven Streptokokken eine mehrlagige, dreidimensionale Peptidoglykanschicht aus Murein, auf die sich, vor allem bei den β-hämolysierenden Arten, eine Schicht aus C-Polysacchariden auflagert.

Streptokokken sind fakultative Anaerobier. Sie verlangen nährstoffreichere Nährmedien, möglichst unter Zugabe von Kohlenhydraten. Auf hammelbluthaltigen Kulturmedien kann sich α, β- oder γ-Hämolyse zeigen, wobei mit γ-Hämolyse etwas irreführenderweise eine fehlende Hämolyse gemeint ist.

Die Differenzierung der Streptokokken erfolgt auf biochemischem oder serologischem Weg. Die Kenntnis der Arten und Serogruppen hat durchaus praktisch-klinische Bedeutung. *β-hämolysierende Streptokokken der Gruppe A* haben im Urogenitaltrakt eine geringere Bedeutung. Zunehmend werden sie seit wenigen Jahren allerdings in Vaginalabstrichen, vor allem bei Mädchen im Kindesalter, gefunden. Historisch waren A-Streptokokken die gefürchteten Erreger der Puerperalsepsis (Wochenbettfieber) mit meist tödlichem Ausgang. Heute werden sie vorwiegend als Erreger von Infektionen der oberen Atemwege wie Angina, Pharyngitis, Laryngitis oder Pyodermien und Meningitis gefunden. Zu den Virulenzfaktoren gehören neben dem Hämolysin auch Hyaluronidasen, Desoxyribonuklease, Streptokinase und weitere. *β-hämolysierende Streptokokken der Gruppe B* (B-Streptokokken) gelten entweder als fakultativ pathogene Erreger mit hoher pathogener Potenz, z.T. sogar als obligat-pathogene Erreger, die auf der Rachen-, Urogenital- und Rektalschleimhaut vorkommen. Sie können zu schweren Infektionen im Urogenitaltrakt, Wundinfektionen, Endometritis, Puerperalsepsis, Amnioninfektionssyndrom oder, bei Kindern, zu Sepsis, Pneumonie, Meningitis, Konjunktivitis etc. führen. Ihre Abgrenzung von den A-Streptokokken erfolgt in erster Linie serologisch. Im Urogenitaltrakt können sie Urethritis, Zystitis und Prostatoadnexitis verursachen. Darüber hinaus sind Balanitiden verschiedener Schweregrade häufig. Im weiblichen Genitaltrakt sind Vaginitiden, Urethritiden, Zystitiden und Pyelonephritiden beschrieben. Die humanpathogenen B-Streptokokken können sexuell übertragen werden und zählen deshalb zu den sexuell übertragbaren Infektionserregern. *β-hämolysierende Streptokokken der Gruppe C und G* sind vorwiegend als Erreger von Pharyngitiden oder Puerperalinfektionen, Sepsis und Endokarditis bekannt, können aber auch im Urogenitaltrakt isoliert werden. Hin und wieder können sie Infektionen wie Urethritis, Vaginitis etc. verursachen.

Pneumokokken (α-hämolysierende Streptokokken) sind Kokken, die in ihrer Morphologie in erster Linie als Diplokokken erscheinen. Für den urologischen Bereich haben sie in der Regel keine Bedeutung.

Tabelle 17. Charakterisierung der Gattung Enterococcus (Genus Enterococcus, Speziestyp: E. faecalis)

Gramverhalten	Positiv	*Standort*
Morphologie	Diplokokken oder kurze Ketten	
Kultur 37 °C	+	*Pathogenität*
28 °C	+	Fakultativ pathogen
Blutagar	+	
Endoagar	–	*Virulenzfaktoren*
		Diverse
McConkey	–	
Aerob/mikroaerophil	+	*Erkrankungen*
Anaerob	+	• UGT: HWI, Wundinfektionen
		• Extraurogenital: Sepsis, Endokarditis
Beweglichkeit	–	
Katalase	–	
Oxidase	–	*Weitere Arten*
		E. durans
		E. faecium
		E. avium
Serologiegruppe	D	*Besonderheiten*
Biochemische Leistungen		Sehr widerstandsfähig
• Urease	+	
• Aesculinspaltung	+	
• pH 9,6	+	
• 6,5% NaCl	+	

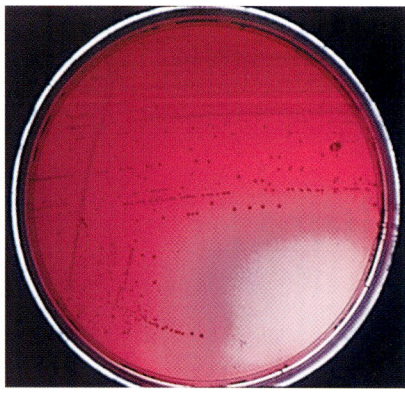

Abb. 33. Enterococcus-faecalis-Kultur

Enterococcus (Tabelle 17 und Abb. 33)

Die Gattung Enterococcus umfaßt fakultativ anaerobe, nichtsporenbildende, nichtbewegliche, grampositive Kokken, die wie die D-Streptokokken ein C-Polysaccharid der Lancefield-Gruppe D besitzen.

Enterokokken sind typische Erreger von Harnwegsinfektionen und Prostatitis sowie Weichteil- und intraabdominellen Infektionen. Auch Sepsis und Endokarditis kommen vor. Ihr Standort ist der Intestinaltrakt. Sie sind sehr widerstandsfähig und wachsen auf Blut- und Endoagar, nicht jedoch auf McConkey-Agar. Die Differenzierung erfolgt biochemisch und serologisch, wobei ihre Fähigkeit zur Spaltung von Äsculin und des Wachstums bei hohen Salzkonzentrationen (über 6,5 %) und bei pH 9,6 der Differenzierung dient.

7 Resistenzbestimmung und Antibiotikaauswahl

7.1 Antibiotikatestung

7.1.1 Empfindlichkeitstestung (Antibiogramm)

Die Notwendigkeit und Bedeutung der Empfindlichkeitstestung (Antibiogramm) ist unbestritten. Die Vielzahl verschiedener Antibiotika und Chemotherapeutika sowie spezifische Resistenzmuster der Infektionserreger machen es notwendig, die Antibiotikatherapie gezielt nach dem Antibiogramm auszurichten. Praktisch stehen diesem Anspruch mikrobiologische und labortechnische Faktoren gegenüber. Der Beginn einer notwendigen Antibiotikatherapie und die Ergebnisse der Resistenztestung liegen zeitlich oft bis zu 72 h weit auseinander.

Drei Gründe sprechen nach *Krasemann* (1993) für die bakteriologische Diagnose einschließlich der Empfindlichkeitsprüfung:
- Erfolgt die Antibiotikatherapie aus der Erfahrung der kalkulierten Antibiotikatherapie, wird sich die Auswahl des Antibiotikums danach richten, welche Infektionserreger und welche Resistenzsituation erwartet wird. Wurde vor Therapiebeginn Untersuchungsmaterial gewonnen, so kann die Therapie aufgrund der Ergebnisse ggf. umgestellt werden. Vor allem dann, wenn es sich nicht um den erwarteten Erreger bzw. eine völlig andere Resistenzsituation handelt oder eine Mischinfektion mit mehreren, unterschiedlich resistenten Bakterien beobachtet wird. Wird das Untersuchungsmaterial erst während der Therapie gewonnen, weil die Therapie keinen Erfolg zeigt, ist eine Erregerisolierung nur schwer oder gar nicht mehr möglich.
- Epidemiologisch umfangreiche Daten über die Häufigkeit der Erreger und ihre Resistenzsituation sind für zukünftige kalkulierte Antibiotikatherapien unerläßlich.
- Chronische Infektionen und infektiöse Komplikationen während eines Krankenhausaufenthalts, besonders nach invasiven Maßnahmen, erlauben weit schlechter bzw. nur bedingt, den oder die Erreger vorherzusehen und die Therapie zu kalkulieren. Unter der Antibiotikatherapie findet nämlich häufig ein Erregerwechsel statt. Die Auswahl geeigneter Antibio-

tika ist dann an eine mikrobiologische Diagnostik gebunden (gezielte Antibiotikatherapie). Bei akuten Infektionen hat das Antibiogramm für den einzelnen Patienten eine geringere Bedeutung, ist aber aus epidemiologischer Sicht und für zukünftige kalkulierbare Therapien von großer Bedeutung. Für chronische Erkrankungen und nosokomiale Infektionen ist die Diagnostik mit einem Antibiogramm konsequent durchzuführen.

7.1.2
Methoden der Empfindlichkeitstestung

Mehrere, mehr oder weniger aufwendige Methoden der Empfindlichkeitstestung stehen zur Verfügung. Generell werden *Diffusionsteste* und *Dilutionsteste* unterschieden (Abb. 34).

Bei den Dilutionstesten können flüssige oder feste Nährböden zur Anwendung kommen (s. Abb. 34). Wird die Dilution des Antibiotikums seriell mit dem Faktor 2 vorgenommen, kann damit die minimale Hemmkonzentration (MHK) des Antibiotikums bestimmt werden.

Der PDM-Epsilometer-„E"-Test verbindet das Prinzip des Diffusionstestes mit der schrittweisen Dilution des Antibiotikums, so daß auch mit diesem Test die MHK ermittelt werden kann.

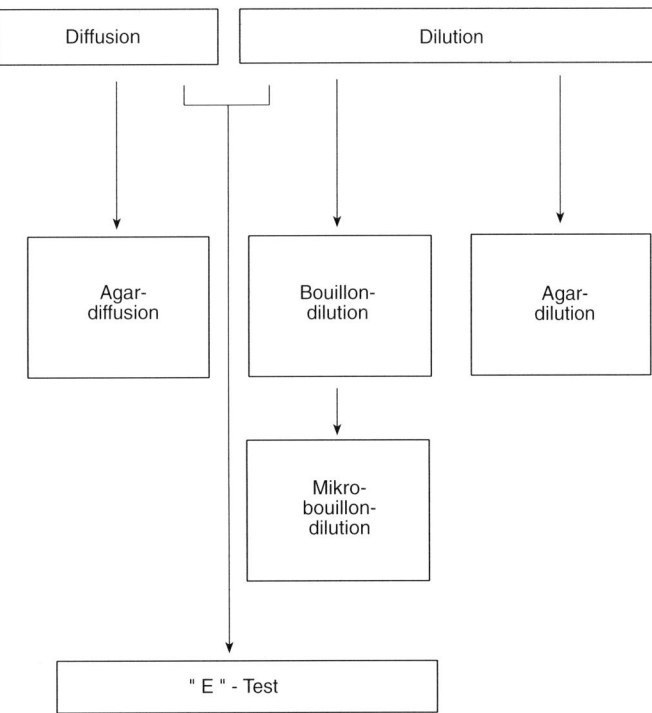

Abb. 34.   Methoden zur Empfindlichkeitstestung (Antibiogramm)

Bei allen Methoden ist es wichtig, daß als Ausgangsmaterial nur Reinkulturen verwendet werden, da sonst die Ergebnisse nicht verwendbar sind.

Diffusionsmethoden
Das zu testende Antibiotikum ist in einer definierten Menge auf einem Träger aufgebracht und diffundiert von dort in das entsprechende Testmedium.

Agardiffusionstest

Prinzip
Das auf dem Träger (üblicherweise Papierblättchen) in definierter Menge aufgebrachte und zu testende Antibiotikum diffundiert nach allen Seiten in den Agar. Der Agar ist auf der Oberfläche homogen mit dem Erreger beimpft. Die Diffusion des Wirkstoffes nimmt über die Diffusionsstrecke hin kontinuierlich ab. Zeitlich parallel zum Diffusionsvorgang wachsen die Bakterienkolonien aus. Um das Testblättchen sind die Zellen dem Gradienten des Wirkstoffes ausgesetzt.

Ablesung der Hemmhöfe
Je empfindlicher der getestete Bakterienstamm ist, um so größer ist die wachstumsfreie Zone, die als Hemmhof und deren kreisrunde Ausdehnung als Hemmhofdurchmesser bezeichnet wird. Völlig resistente Erreger wachsen bis an das Testblättchen heran (Abb. 35 und 36).

Hemmhofdurchmesser
Der Hemmhofdurchmesser ist abhängig:
- von den verschiedenen chemisch-physikalischen Eigenschaften des Wirkstoffes und des Testmediums, die die Diffusionsgeschwindigkeit im Agar bestimmen und
- der Wachstumsgeschwindigkeit, der Dichte des Inokulums und der Empfindlichkeit der Erreger gegenüber der Testsubstanz.

Die Werte der Hemmhofdurchmesser, bei denen die getesteten Erreger als „empfindlich", „intermediär" bzw. „resistent" einzustufen sind, werden durch statistische Berechnungen experimenteller Ergebnisse ermittelt.

Dabei wird bei einer Vielzahl von Stämmen, die ein möglichst gleichartiges Wachstum aufweisen, parallel der Hemmhofdurchmesser und der MHK-Wert ermittelt.

Die Umsetzung der experimentellen Werte in ein Diagramm (Abb. 37) verdeutlicht die Schwäche der Empfindlichkeitsbestimmung mittels Hemmhofdurchmesser: Die Streubreite der Hemmhofdurchmesser im Vergleich zu den MHK-Werten wird sichtbar.

Die statistisch ermittelte Regressionsgerade basiert auf einer großen Punktwolke der Ergebnisse. Es läßt sich deutlich erkennen, daß die Einstu-

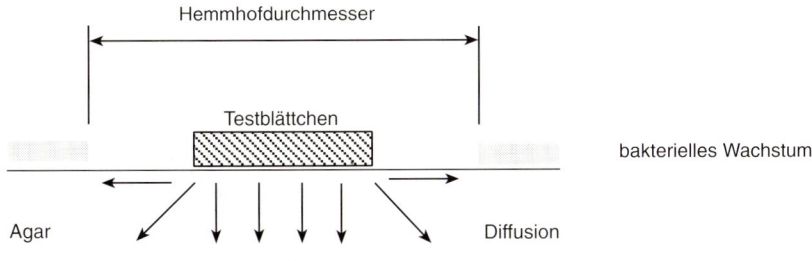

Abb. 35. Diffusionsvorgang, Ausbildung des Hemmhofs und Darstellung des Hemmhofdurchmessers

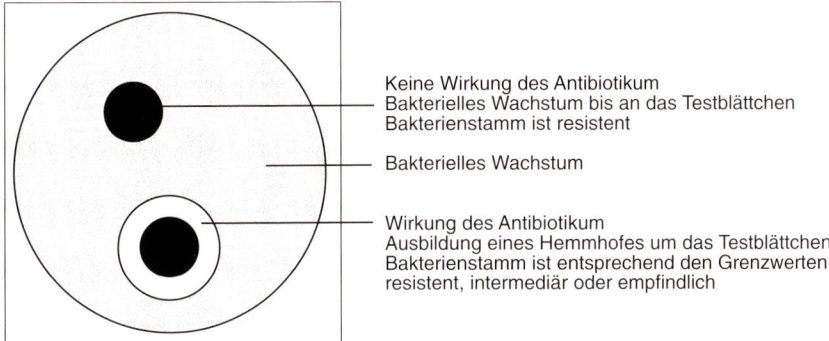

Abb. 36. Ergebnisse im Agardiffusionstest

fung der Erreger nur mehr oder weniger wahrscheinlich richtig sein kann, da auf indirektem Weg vom Hemmhof auf den MHK-Bereich geschlossen wird. Sehr unsicher ist vor allem der Bereich „intermediär", da durch die Streubreite der Ergebnisse der Erreger häufig auch „empfindlich" oder „resistent" sein könnte.

Durchführung

Der Agardiffusionstest kann in der Praxis nach standardisierten Methoden durchgeführt werden. Diese unterscheiden sich vor allem hinsichtlich der Dichte des Inokulums und teilweise in der Wirkstoffmenge auf den Testblättchen. Die Verfahren werden bestimmt durch die DIN-Norm 58 940 („Methoden zur Empfindlichkeitsprüfung von bakteriellen Krankheitserregern (außer Mykobakterien) gegen Chemotherapeutika") und den NCCLS-Standard.

Hemmhof (mm)

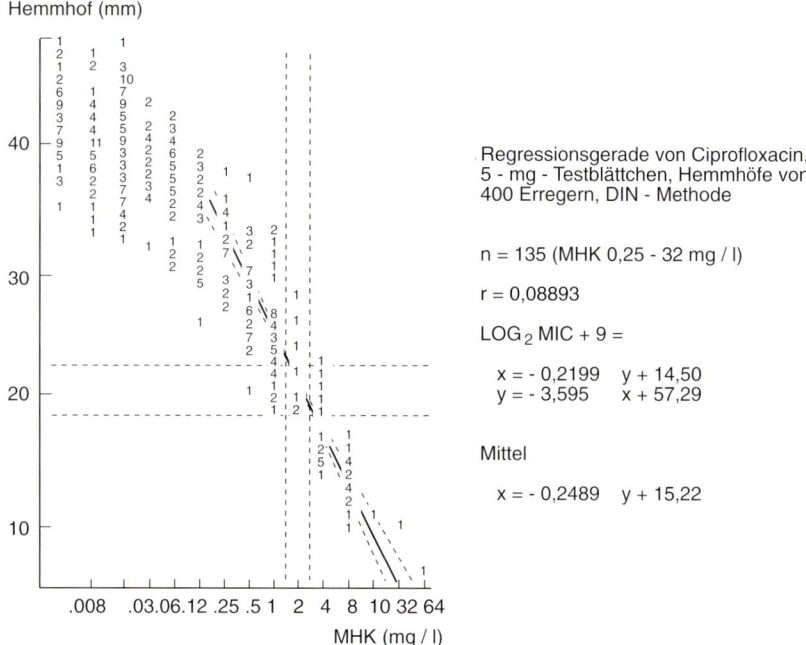

Regressionsgerade von Ciprofloxacin,
5 - mg - Testblättchen, Hemmhöfe von
400 Erregern, DIN - Methode

n = 135 (MHK 0,25 - 32 mg / l)

r = 0,08893

$LOG_2 MIC + 9 =$

x = - 0,2199   y + 14,50
y = - 3,595   x + 57,29

Mittel

x = - 0,2489   y + 15,22

MHK (mg / l)

Abb. 37.   Regressionsgerade von Ciprofloxacin. (Nach Krasemann 1993)

● **DIN-Norm 58 940**

Vorbereitung

Petrischalen von 9 cm Durchmesser mit 20±1 ml Mueller-Hinton-Agar beschicken (oder kommerzielle Platten verwenden). Die Schichtdicke soll ca. 3,5 mm betragen. Auf standardisierte kommerzielle Mueller-Hinton-Agarplatten sei an dieser Stelle verwiesen.

Herstellung des Inokulums und Beimpfung

Zur Herstellung des Inokulums werden von 4–5 morphologisch gleichartigen Kolonien derselben Keimspezies Erreger entnommen. Das Inokulum ist so zu behandeln, daß es nach Aussaat und Bebrütung auf dem Agar zu dichtstehenden, aber nicht konfluierenden Kolonien kommt. Hierfür hat sich folgendes *Vorgehen* bewährt:

Die Kolonien werden in Nährbouillon überimpft und 4 h bei 35–37 °C bebrütet. Im allgemeinen ist nach dieser Zeit eine deutliche Trübung erreicht. Diese Vorkultur wird mit kalter physiologischer Kochsalzlösung verdünnt, und zwar 1:1000 bei gramnegativen Erregern (Enterobacteriaceae) bzw. 1:100 bei grampositiven Erregern. Eine große Genauigkeit wird erreicht, wenn man die Trübung der Keimsuspension mit einem Photometer auf einen zuvor erprobten Standardwert einstellt. Die Keimsuspension muß sofort weiterverarbeitet werden, da sonst erneut eine Vermehrung stattfindet.

Zur *Beimpfung* der Platten wird eine ausreichende Menge der Keimsuspension auf den Agar aufpipettiert und gleichmäßig auf der Oberfläche verteilt (überfluten, verteilen mit Wattetupfern oder Glasspateln). Ein etwaiger Flüssigkeitsüberstand wird entfernt. Dann werden die Nährböden getrocknet.

Testblättchen

Es handelt sich um Filterpapierblättchen von im allgemeinen 6 mm Durchmesser. Die Testblättchen tragen Buchstaben als Abkürzung für den Wirkstoff und eine Zahl, die den Wirkstoffgehalt angibt. Die Testblättchen sind kühl zu lagern und nur innerhalb der angegebenen Verwendbarkeitsdauer einzusetzen. Die Testblättchen werden mit leichtem Druck (Pinzette, Dispenser) aufgelegt. Der Abstand der Testblättchen zueinander ist so zu wählen, daß sich die Hemmhofdurchmesser nicht überschneiden.

Bebrütung

Nach 30minütiger Vordiffusionszeit werden die Petrischalen 18–20 h bei $36 \pm 1\,°C$ bebrütet.

Ablesung der Hemmhöfe

Als Hemmhof wird die Zone bewertet, in der sich mit bloßem Auge kein Wachstum feststellen läßt. Winzige Kolonien am Rand der Hemmzone werden dabei nicht berücksichtigt. Der Durchmesser des Hemmhofs wird in mm gemessen oder mit Hilfe einer dafür bestimmten Schablone bewertet.

● NCCLS-Standard

Vorbereitung

Petrischalen von 9 cm Durchmesser werden mit 25–30 ml Mueller-Hinton-Agar beschickt, entsprechend einer Schichtdicke von ca. 4 mm. Wenn die Platten vor dem Austrocknen geschützt werden, können sie bis zu einer Woche bei 2–8 °C gelagert werden.

Herstellung des Inokulums und Beimpfung

Die Keimdichte des Inokulums wird mit Hilfe eines $BaSO_4$-Trübungsstandards eingestellt. Dazu werden 0,5 ml 0,048 M $BaCl_2$ (1,175 % Gewicht/Volumen $BaCl_2 \times 2H_2O$) mit 99,5 ml einer 0,36 N H_2SO_4-Lösung (1 % Volumen/Volumen) gemischt. 4–6 ml dieser $BaSO_4$-Lösung werden in die gleichen Röhrchen gegeben, in denen das Inokulum in Nährbouillon angezüchtet wird. Die $BaSO_4$-Röhrchen werden fest verschlossen und bei Raumtemperatur im Dunkeln gelagert. Vor Gebrauch ist der $BaSO_4$-Standard gründlich aufzuschütteln. Zur Herstellung werden 4–5 morphologisch gleiche Kolonien in 4–5 ml geeignetes Medium, z. B. Kasein-Soja-Bouillon, transferiert. Die Kultur wird bei $36 \pm 1\,°C$ so lange bebrütet (normalerweise 2–8 h), bis die Trübung des Standards erreicht oder überschritten ist. Anschließend wird die Trübung dieser Kultur mit einer sterilen Bouillon oder mit physiologischer Kochsalzlösung auf die des BaSO$_4$-Standards eingestellt.

Nach der Trübungseinstellung muß das Inokulum innerhalb von 15 min auf den Agarplatten ausgestrichen werden. Dazu wird ein Wattetupfer in die Keimsuspension getaucht, der Flüssigkeitsüberschuß an der Innenwand des Röhrchens ausgedrückt und die Agarplatte in 3 Richtungen im Winkel von 60° gleichmäßig beimpft. Bei korrektem Vorgehen entstehen runde Hemmhöfe bei konfluierendem Wachstum. Nach dem Beimpfen läßt man die Platten 3–5 min (höchstens 15 min) mit der Agaroberfläche nach oben stehen, bis der Feuchtigkeitsüberschuß absorbiert ist.

Testblättchen
Anschließend werden die Testblättchen mit leichtem Druck auf die Agaroberfläche gelegt.

Bebrütung
Spätestens 15 min danach müssen die Platten bei 35–37 °C für 16–18 h bebrütet werden. Eine erhöhte CO$_2$-Spannung ist zu vermeiden, da sonst bei einigen Substanzen die Hemmhofdurchmesser erheblich verändert werden.

Ablesung der Hemmhöfe
Als Hemmhof wird die Zone bewertet, in der sich mit bloßem Auge kein Wachstum feststellen läßt. Winzigste Kolonien am Rand der Hemmzone werden dabei nicht berücksichtigt. Der Durchmesser des Hemmhofs wird in mm gemessen oder mit Hilfe einer dafür bestimmten Schablone bewertet.

Agardiffusionstest – vereinfachtes Verfahren

Im folgenden soll nur das in Deutschland am häufigsten verwendete Verfahren nach DIN 58 940 genauer beschrieben werden. Dabei sollen für den Agardiffusionstest engstehende, nicht zusammenwachsende Kolonien erzielt werden. Folgendes vereinfachte Verfahren liefert im allgemeinen gute Ergebnisse.

Arbeitsvorschrift mit schematischer Darstellung

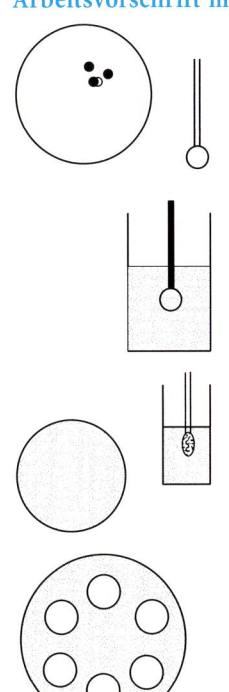

Gramnegative Erreger: 4-5 morphologisch gleiche, mittelgroße Kolonien werden mit der Impföse nacheinander angetupft.
Grampositive Erreger: 2-4 morphologisch gleiche, mittelgroße Kolonien werden mit der Impflöse komplett abgeimpft.

In einem Röhrchen mit 2 ml physiologischer Kochsalzlösung wird das abgetupfte Kolonienmaterial bzw. werden die ganzen Kolonien zu einer Suspension suspendiert

Die Suspension ist auf eine Petrischale von 9 cm Durchmesser mit Mueller-Hinton-Agar auszubringen

Ein steriler Wattetupfer wird dazu in die Suspension getaucht und danach am Glasrand der Flüssigkeitsüberschuß ausgedrückt. Die Platten werden dann in 3 Richtungen im Winkel von 60° gleichmäßig beimpft.

Die Antibiotikablättchen werden mit Hilfe eines Dispensers aufgebracht. Die Platten werden 18-20 h bei 35-37°C bebrütet.

Abb. 38. Agardiffusionstest mit schematischer Darstellung

Ablesung der Hemmhöfe

Das Ablesen der Hemmhofdurchmesser erfolgt mit dem Lineal oder mit Hilfe einer Schablone.

Als Hemmhof wird die Zone um das Testblättchen bewertet, in der sich mit bloßem Auge kein Wachstum feststellen läßt. Kleinste Kolonien am Rande der Hemmzone werden nicht berücksichtigt. Der Hemmhofdurchmesser wird in mm mit einem Lineal oder einer dafür bestimmten Schablone gemessen.

Fehlerquellen der Diffusionsteste

- Nicht vorschriftsmäßige Herstellung der Nährböden (Mueller-Hinton-Agar).
- Nichthorizontale Lage der Agarplatten beim Gießen.
- Unterschiede zwischen den Nährböden (Mueller-Hinton-Agar) einzelner Chargen bzw. Hersteller. Es sollte jedes neue Medium vor seinem Einsatz der Qualitätskontrolle mit Referenzstämmen unterzogen werden.
- Die Testblättchen werden falsch gelagert bzw. vor ihrer Verwendung findet nach der kühlen Lagerung keine Temperaturadaption statt.
- Die Keimdichte des Inokulums ist zu niedrig oder zu hoch.

- Die Testplatten werden falsch beimpft.
- Zwischen der Herstellung des Inokulums und dem Beimpfen der Platten sowie dem Auflegen der Testblättchen verstreicht zu viel Zeit.
- Die Bebrütungstemperatur ist falsch oder findet unter einer zu hohen CO_2-Spannung statt.
- Das Ablesen der Hemmhofdurchmesser erfolgt zu früh ($<$ 16–18 h) oder wird nicht sorgfältig genug (Blickwinkel, Beleuchtung u.a.) vorgenommen.
- Die Testkultur ist verunreinigt oder eine Mischkultur wurde übersehen.
- Die regelmäßigen Qualitätskontrollen mit den Referenzstämmen werden unterlassen und aufgetretene Fehler werden dadurch nicht erkannt.

Die Grenzwerte der Hemmhofdurchmesser sind für jedes Antibiotikum und jede Beschickungsmenge unterschiedlich und spezifisch. Jedes Testblättchen ist gut sichtbar mit einer Buchstabenkombination als Abkürzung für das darauf aufgebrachte Antibiotikum und mit einer Zahl als Abkürzung für die darauf aufgebrachte Antibiotikamenge gekennzeichnet.

Bewertung

> **!** Der Agardiffusionstest ist gegenüber der MHK-Bestimmung eine vereinfachte und lediglich qualitative Methode der Empfindlichkeitstestung.

Die Einstufung der Infektionserreger in „empfindlich", „intermediär" oder „resistent" erfolgt mehr oder weniger „wahrscheinlich richtig", da auf indirektem Weg vom Hemmhof auf den MHK-Bereich geschlossen wird. Sehr unsicher ist der Bereich „intermediär".

Die Verfahrensweise vieler Laboratorien, diese Erreger als „resistent" anzusehen, kann vor allem dann übernommen werden, wenn noch andere Substanzen wirksam sind.

Es ist zu beachten, daß trotz entsprechend großer Hemmhöfe nicht alle Erregerarten schematisch als „empfindlich" charakterisiert werden dürfen, falls sie sich bei der MHK-Bestimmung generell als „resistent" erweisen. So sind z.B. Streptokokken gegenüber Aminoglykosiden, Enterokokken und Pseudomonas aeruginosa gegenüber den meisten Cephalosporinen generell resistent.

Zusätzliche Einschränkungen erfährt der Agardiffusionstest durch die Schwankungsbreite der Ergebnisse, die zwischen einzelnen Untersuchern sehr groß sein kann.

Dilutionsmethoden

Vom zu testenden Antibiotikum wird eine serielle Verdünnungsreihe mit dem Faktor 2 hergestellt. Das Antibiotikum kann dabei in festen Medien (Agar) oder flüssigen Medien (Nährbouillon) verdünnt getestet werden. Innerhalb der Verdünnungsreihe erfolgt die Bestimmung der MHK als niedrigste Antibiotikakonzentration, bei der kein Wachstum zu beobachten ist (Abb. 39).

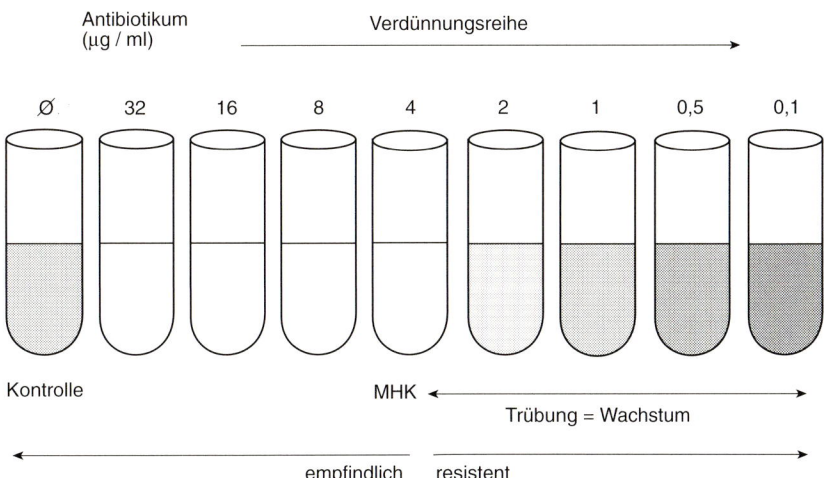

Abb. 39. Bestimmung der MHK mittels zweifacher, serieller Verdünnungsreihe. Die MHK beträgt in diesem Beispiel 4 μg/ml

Für die Verdünnungsreihe geht man zweckmäßigerweise von einer Stammlösung aus. Das Antibiotikum wird in Aqua dest. oder geeigneten Lösungsmitteln so gelöst, daß die entsprechende Anfangsverdünnung der Verdünnungsreihe zur Verfügung steht.

Dabei gilt:

Volumen der Stammlösung (ml) = Antibiotikum (mg) × Aktivität des Antibiotikums in der Substanz (%) / die gewünschte Konzentration (mg/l)

Die Stammlösung kann bei Beachtung der Herstellerangaben bei −20 bis −70 °C aufbewahrt werden.

Agardilutionstest

Prinzip
Beim Herstellen der Testplatten wird parallel für die jeweilige Verdünnungsstufe dem Agar die entsprechende Antibiotikalösung zugesetzt. Auf einer Testplatte können 20–30 verschiedene Erregerstämme bei einer Konzentrationsstufe getestet werden (Abb. 40). Dazu werden in der Regel Multibeimpfungsgeräte verwendet.

Durchführung
Der Agardilutionstest kann nach 2 standardisierten Methoden in der Praxis durchgeführt werden. Festgelegt werden die Verfahren durch die DIN-Norm 58 940 und den NCCLS-Standard.

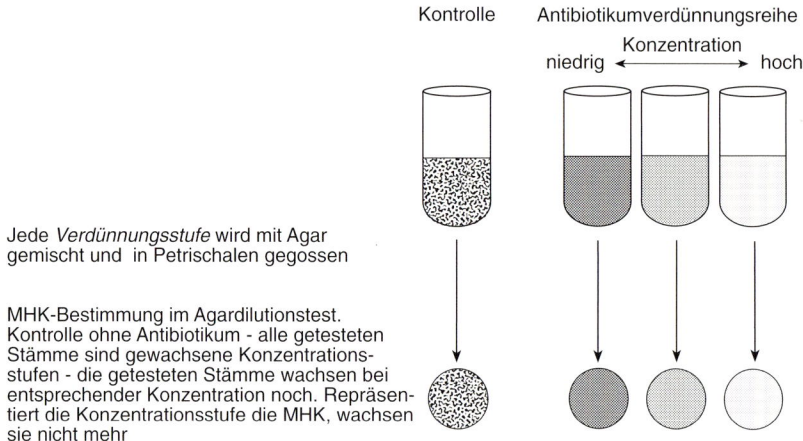

Kontrolle   Antibiotikumverdünnungsreihe

Konzentration
niedrig ◄─────────► hoch

Jede *Verdünnungsstufe* wird mit Agar
gemischt und in Petrischalen gegossen

MHK-Bestimmung im Agardilutionstest.
Kontrolle ohne Antibiotikum - alle getesteten
Stämme sind gewachsene Konzentrationsstufen - die getesteten Stämme wachsen bei
entsprechender Konzentration noch. Repräsen-
tiert die Konzentrationsstufe die MHK, wachsen
sie nicht mehr

Abb. 40.   Prinzip der Durchführung und MHK-Bestimmung des Agardilutionstests

DIN-Norm 58 940

Vorbereitung
Petrischalen von 9 cm Durchmesser werden mit 20 ml auf 50 °C temperier-
tem, verflüssigtem Mueller-Hinton-Agar beschickt, dem die jeweilige Antibiotikumlösung in 10 Vol.- % zugesetzt wurde, d.h. 9 Teile Agar werden mit
1 Teil Antibiotikumlösung sorgfältig gemischt und anschließend gegossen.
Eine weitere Platte ohne Wirkstoff wird zur Wachstumskontrolle mitgeführt. Die Antibiotikumplatten können je nach Antibiotikum etwa 1–4
Wochen bei 4 °C gelagert werden, wenn sie durch Plastiktüten vor dem Austrocknen geschützt sind. Dabei ist jedoch unbedingt die Wirksamkeit durch
Mitführen eines Kontrollstamms sicherzustellen.

Wenn andere Keimarten als Enterobacteriaceae, Pseudomonas aeruginosa, Staphylokokken und Enterokokken getestet werden sollen, muß der
Mueller-Hinton-Agar entweder supplementiert werden (Blut, Vitamine
u.a.), oder es muß ein nährstoffreicherer Agar verwendet werden.

Herstellung des Inokulums und Beimpfung
Zur Herstellung des Inokulums wird eine 18–20 h alte Bouillonkultur so
verdünnt, daß sie ca. 10^7 Keime/ml enthält (bei Enterobacteriaceae entspricht das normalerweise der Verdünnung 1:100). Die Keimsuspension
wird auf der trockenen Oberfläche so aufgebracht, daß auf einer Fläche von
0,5 cm² ca. 10^4 Erreger resultieren.

Bei Verwendung geeigneter Multipointinokulatoren können 20–30 Bak-
terienstämme pro Platte verimpft werden.

Bebrütung
Die inokulierten Platten werden 16–20 h bei 36±1 °C bebrütet.

Minimale Hemmkonzentration

Die minimale Hemmkonzentration ist die Antibiotikumkonzentration, bei der sich makroskopisch kein Wachstum zeigt. Kaum sichtbares minimales Wachstum oder wenige Einzelkolonien werden nicht bewertet.

● **NCCLS-Standard**

Vorbereitung

Petrischalen werden wie bei DIN-Norm 58 940 beschrieben vorbereitet.

Herstellung des Inokulums und Beimpfung

Es werden 4–5 gleichartige Kolonien in 1 ml eines geeigneten flüssigen Mediums (z.B. Mueller-Hinton-Bouillon) gegeben und bis zur sichtbaren Trübung bebrütet. Diese Keimsuspension wird durch das Hinzufügen von steriler Bouillon so verdünnt, daß die Trübung dem McFarland-Standard 0,5 entspricht. Üblicherweise enthält sie dann 10^8 Keime/ml. Sie wird auf 10^7 Keime/ml verdünnt und so verimpft, daß auf der Agarplatte 10^4 Erreger in einem Bereich von 5–8 mm Durchmesser wachsen. Dazu eignen sich handelsübliche Multipointinokulatoren, mit denen 1–2 µl auf der Agaroberfläche je Impfpunkt aufgebracht werden. Nach einer wirkstofffreien Platte (Wachstumskontrolle) werden die Platten mit der niedrigsten Antibiotikumkonzentration beginnend zur höchsten Konzentration beimpft. Zum Schluß wird die Keimsuspension auf eine wirkstofffreie Platte ausgestrichen, um ggf. Kontaminationen erkennen zu können.

Bebrütung

16–20 h bei 36±1 °C nach dem Antrocknen der Keimsuspension.

Minimale Hemmkonzentration

Es wird die Verdünnungsstufe gewertet, bei der sich entweder kein Wachstum, nur eine Einzelkolonie oder schwaches Wachstum winzigster Kolonien (hauchartig) zeigt.

Haltbarkeit der Agarplatten

Die Stabilität der meisten Antibiotika, einschließlich der β-Laktame, ist in Agarplatten relativ groß. Sie können für Routinezwecke bis zu einer Woche bei 4–8 °C gelagert werden, wenn sie in einer Folientüte eingesiegelt vor Verdunstung geschützt sind (Ryan et al. 1970). Für Referenzuntersuchungen sollten die Platten nicht älter als 24 h sein.

Auswertung

Die niedrigste Verdünnungsstufe, bei der sich auf der Agaroberfläche entweder kein Wachstum, nur eine Einzelkolonie oder ein hauchartiges Wachstum winzigster Kolonien beobachten läßt, entspricht dem Wert der minimalen Hemmkonzentration (MHK).

Bouillondilutionstest

Prinzip
Für die Verdünnungsreihe wird das zu testende Antibiotikum direkt mit dem Nährmedium, einer Mueller-Hinton-Bouillon verdünnt. Innerhalb einer Verdünnungsreihe kann nur ein Erreger auf seine Empfindlichkeit hin getestet werden (Abb. 41).

Durchführung
Der Bouillondilutionstest kann nach 2 standardisierten Methoden in der Praxis durchgeführt werden. Festgelegt werden die Verfahren durch den NCCLS-Standard und die DIN-Norm 58 940.

● **DIN-Norm 58 940**
Vorbereitung
Die Antitiotikumverdünnungsreihe wird mit Mueller-Hinton-Bouillon hergestellt. Beim Pipettieren von der höheren zur niedrigeren Konzentration ist jeweils eine neue Pipette zu verwenden. Glasröhrchen (13×100 mm) werden mit jeweils 1 ml Bouillon mit den entsprechenden Antibiotikumkonzentrationen gefüllt.

Herstellung des Inokulums und Beimpfung
Dazu wird eine 16–20 h alte Bouillonkultur so verdünnt, daß daraus eine Keimsuspension mit 2×10^5 bis 2×10^6 Erregern/ml resultiert. Bei Enterobacteriaceae und Pseudomonas aeruginosa entspricht das im allgemeinen der Verdünnung 1:1000. Bei Staphylokokken und Enterokokken ist evtl. eine etwas geringere Verdünnung günstiger. Jeweils 1 ml der Keimsuspension wird zu 1 ml der Antibiotikumlösung gegeben. Die endgültige Keimzahl liegt dann bei 10^5–10^6 Erregern/ml.

Bebrütung
16–20 h bei 36±1 °C. Sterilitats- und Wachstumskontrollen sind mitzufuhren, außerdem ein Stamm mit bekannter MHK zur Titrationskontrolle.

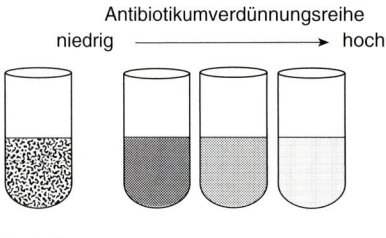

Abb. 41. Verdünnungsreihe für den Bouillondilutionstest

Minimale Hemmkonzentration

Die minimale Hemmkonzentration ist die niedrigste Wirkstoffkonzentration, die makroskopisch sichtbares Wachstum verhindert.

● NCCLS-Standard

Vorbereitung

Wie unter DIN-Norm 58 940 beschrieben, Antibiotikumverdünnungsreihe mit Mueller-Hinton-Bouillon, 1 ml je Röhrchen herstellen.

Herstellung des Inokulums und Beimpfung

Der endgültige Testansatz (Makro- und Mikroverfahren) ist so herzustellen, daß die Keimeinsaat pro Röhrchen oder Vertiefung 5×10^5 Keime/ml enthält. Dazu wird eine Kultur in der logarithmischen Wachstumsphase bei gerade sichtbarer Trübung auf den McFarland-Standard 0,5 eingestellt. Das entspricht ungefähr der Keimdichte von 10^8/ml.

● Makrobouillondilutionstest

Prinzip

Da 1 ml Keimsuspension zu 1 ml Antibiotikumlösung gegeben wird, muß die auf den McFarland-Standard 0,5 eingestellte Keimsuspension 1:100 verdünnt werden. Das gleiche Prozedere gilt für das Mikroverfahren.

Bebrütung

16–20 h bei 36±1 °C.

Minimale Hemmkonzentration

Die minimale Hemmkonzentration ist die Konzentration, bei der sich mit bloßem Auge kein Wachstum feststellen läßt.

Auswertung

Die minimale Hemmkonzentration wird bei der niedrigsten Verdünnungsstufe festgelegt, bei der mit bloßem Auge kein Wachstum mehr festzustellen ist.

Mikrobouillondilutionstest

Prinzip

Der Mikrobouillondilutionstest entspricht dem Makroverfahren des Bouillondilutionstestes, der miniaturisiert wurde und mit Mengen von 50 µl Keimsuspension und 50 µl Antibiotikalösung auskommt. Verwendung finden dabei Plastikplatten (sog. Mikrotitrationsplatten) mit runden oder konischen Vertiefungen und einem Volumen von ca. 250 µl (Abb. 42).

Durchführung

Die Herstellung der Antibiotikakonzentration entspricht derjenigen beim Makroverfahren. Der Versuch ist wie folgt durchzuführen:

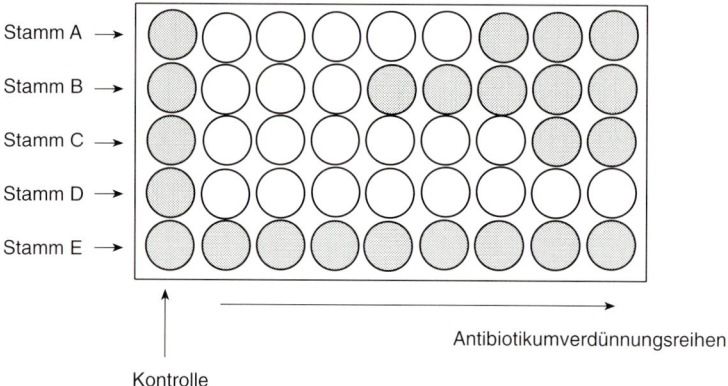

Abb. 42. Schematische Darstellung der MHK-Bestimmung mittels einer Mikrobouillondilutions-testplatte

Das Verfahren entspricht dem Makroverfahren bezüglich der Herstellung und Konzentration sowohl der Antibiotikumverdünnungsreihe als auch bezüglich der Herstellung und Dichte der Keimsuspension. Nur werden hier 50 μl Keimsuspension zu 50 μl Antibiotikumlösung gegeben.

Vorbereitung
Es werden sterile Mikrotitrationsplatten verwendet.

Die Herstellung der Antibiotikumkonzentration mit Mueller-Hinton-Bouillon entspricht derjenigen beim Makroverfahren. Das Mindestvolumen zur Herstellung der Verdünnungsreihe muß je 10 ml pro Antibiotikumkonzentration betragen. Die Platten werden mit je 50 μl dieser Ansätze beschickt. Diese Mikrotitrationsplatten können in Plastiktüten bei −20 °C (besser −60 °C) bis zum Gebrauch, jedoch nicht länger als 4 Wochen eingefroren werden. Aufgetaute Platten dürfen nicht wieder eingefroren werden.

Herstellung der Keimeinsaat
Eine Kultur in der logarithmischen Wachstumsphase bei gerade sichtbarer Trübung auf den McFarland-Standard 0,5 einstellen (entspricht der Keimdichte von 10^8/ml), diese dann 1:100 verdünnen und je 50 μl zu je 50 μl der verschiedenen Antibiotikumkonzentrationen zufügen. Dies ergibt eine Keimeinsaat je Vertiefung von 5×10^5 Erregern pro ml. Sollten die Mikrotitrationsplatten alternativ mit 100 μl der jeweiligen Antibiotikumkonzentration beschickt sein und die Beimpfung mit 5 μl Keimsuspension erfolgen, so ist diese zuvor auf 10^7 Keime/ml einzustellen. Die Mikrotitrationsplatten sind vor dem Austrocknen durch Plastikdeckel oder Klebefolien zu schützen.

Bebrütung
16–20 h bei 35 °C.

Minimale Hemmkonzentration

Die minimale Hemmkonzentration ist die Konzentration, bei der sich mit bloßem Auge vor dunklem Hintergrund oder mit Hilfe eines Ablesespiegels kein Wachstum feststellen läßt.

Auswertung

Die minimale Hemmkonzentration wird bei der niedrigsten Verdünnungsstufe festgelegt, bei der kein Wachstum mehr festzustellen ist.

Fehlerquellen der Dilutionsteste

- Verwendung einer falschen Wirkstoffmenge des Antibiotikums.
- Nicht vorschriftsmäßige Herstellung der Stammlösung.
- Verwendung von falschen Lösungsmitteln für die Stammlösung.
- Pipettierfehler beim Herstellen der Verdünnungsreihe.
- Falsche Lagerung der Antibiotikastammlösung.
- Keimdichte des Inokulums ist zu niedrig oder zu hoch.
- Testplatten bzw. Röhrchen werden falsch beimpft.
- Bebrütungstemperatur ist falsch oder die Bebrütung findet unter einer zu hohen CO_2-Spannung statt.
- Ablesen der MHK-Werte erfolgt zu früh ($<$ 16–18 h) oder nicht sorgfältig genug (Blickwinkel, Beleuchtung u. a.).
- Testkultur ist verunreinigt oder eine Mischkultur wurde übersehen.
- Regelmäßige Qualitätskontrollen mit den Referenzstämmen werden unterlassen und aufgetretene Fehler dadurch nicht erkannt.

Bewertung

Der Dilutionstest als die direkte Methode zur Bestimmung der minimalen Hemmkonzentration liefert wesentlich sicherere Ergebnisse bei der Empfindlichkeitstestung als der Diffusionstest. Nach *Krasemann* (1993) ist jedoch anzumerken, daß der Bouillondilutionstest mit 2 ml Volumina bei zahlreichen Antibiotika und Spezies höhere MHK-Werte erbringt als der Agardilutionstest und der Mikrobouillontest mit 100 µl. Die Ergebnisse verschiedener Untersucher können nur verglichen werden, wenn sie nach der gleichen Methode gearbeitet haben. Deshalb ist die Einhaltung der standardisierten Verfahren und ihrer Normen Voraussetzung für brauchbare und zuverlässige Ergebnisse.

Kommerzielle Dilutionsteste

Verschiedene Hersteller bieten die Mikrobouillondilution fertig an. Die Antibiotikalösungen liegen in den entsprechenden Verdünnungsstufen als getrocknete Substanzen nach Lyophilisation oder als tiefgefrorene Lösungen in den Vertiefungen der Plastikträger vor. Bei der Verwendung von kommerziellen Dilutionstesten sind die Angaben der Hersteller genauestens zu befolgen und Lagerungshinweise und Verfallsdaten einzuhalten. Die Testplatten sind mit großer Vorsicht zu behandeln, um Beschädigungen oder andere Beeinträchtigungen zu vermeiden.

„Break-point-Methode" oder Reduzierung der MHK-Bestimmung auf die Grenzwerte „empfindlich/resistent"

Das als Break-point-Methode bezeichnete Verfahren ist die auf 2 Verdünnungsstufen verkürzte MHK-Bestimmung, die sowohl als Agar- oder als Bouillondilutionstest durchgeführt werden kann. Von verschiedenen Herstellern werden die Testsysteme mit fertig vorbereiteten Antibiotikamengen angeboten. Die jeweils nur 2 Antibiotikakonzentrationen, die für die Empfindlichkeitstestung zur Verfügung stehen, ermöglichen weitgehend eine grobe Einstufung in die Bereiche „empfindlich", „intermediär" oder „resistent". Es ist eine allgemeine Erfahrung, daß der MHK-Wert um ein bis zwei Verdünnungsstufen schwanken kann. Bei der Verwendung der Break-point-Methode, bei der teilweise die Testkonzentrationen weiter als eine Verdünnungsstufe auseinanderliegen, können Erreger mit einer MHK, die zwischen diesen Konzentrationen, d. h. im intermediären Bereich liegt, dann als „falsch-empfindlich" oder „falsch-resistent" bewertet werden.

Bewertung
Die Break-point-Methode läßt als verkürzte MHK-Bestimmung weitgehend eine grobe Zuordnung der Empfindlichkeit von Erregern zu.

Die Testkonzentrationen sind den Grenzwerten und den Empfehlungen der jeweiligen nationalen Gremien angepaßt. Bei einigen Bakterienstämmen können Abweichungen von der tatsächlichen Empfindlichkeitssituation auftreten.

„E"-Test

Der E-Test verbindet Diffusionstest und Dilutionstest zu einer Testmethode. Er wurde entwickelt, um die Unzulänglichkeiten der beiden Methoden zu umgehen.

Prinzip
Der E-Test (Hersteller: AB Biodisk, Schweden) ist ein dünner undurchlässiger Plastikträger. Die untere Seite ist mit einem fortlaufenden exponentiellen Antibiotikumgradienten versehen, dessen Konzentrationsbereich ca. 20 MHK-Verdünnungsstufen entspricht (Abb. 43). Bestimmt wird mit dieser Methode eine Hemmkonzentration (HK), die mit der MHK sehr eng korreliert. Die Steigung und Konzentrationsbereiche sind optimal auf die jeweiligen Resistenzgruppen eingestellt. Sie unterscheiden sich von Antibiotikum zu Antibiotikum.

Auf der anderen, d. h. auf der oberen Seite des Trägers befindet sich die Konzentrationsangabe mit einer ablesbaren Gradienteneinteilung, die parallel zu den Konzentrationsbereichen verläuft. Sie erlaubt die Bestimmung der Hemmkonzentration (s. Abb. 43).

Nach dem Auflegen des Teststreifens auf die Agaroberfläche wird das Antibiotikum sehr rasch und innerhalb weniger Minuten in den Agar freigesetzt. Durch die Diffusion baut sich ein Konzentrationsgradient im Agar unter dem Streifen auf. Parallel dazu wachsen die Bakterienkolonien, die den Konzentrationen entsprechend unterschiedlich stark ausgesetzt sind. An der Stelle, an der die Hemmkonzentration für den Erreger wirksam wird, beginnt die „Hemmellipse", die sich mit steigender Konzentration immer weiter öffnet (Abb. 44).

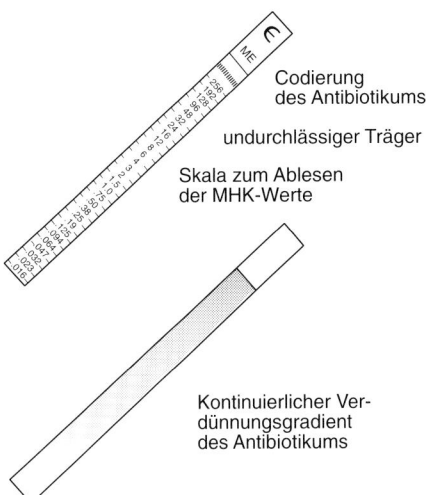

Codierung
des Antibiotikums

undurchlässiger Träger

Skala zum Ablesen
der MHK-Werte

Kontinuierlicher Ver-
dünnungsgradient
des Antibiotikums

Abb. 43. Aufbau des
E-Tests (Vorder- und Rückseite)

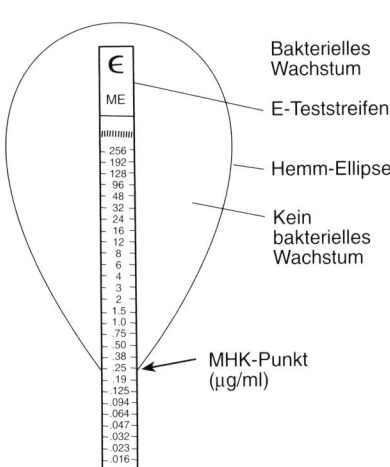

Bakterielles
Wachstum

E-Teststreifen

Hemm-Ellipse

Kein
bakterielles
Wachstum

MHK-Punkt
(µg/ml)

Abb. 44. Testprinzip des E-Tests, Hemm-
Ellipse und MHK-Punkt

Innerhalb der Ellipse wachsen meistens (vgl. „Ableseregeln auf Beipack-zettel") keine Bakterienkolonien. Die Ellipse schneidet den Gradiententräger an der Stelle, wo die entsprechende Antibiotikumkonzentration eine Hemmung und damit die Einstellung des Bakterienwachstums verursacht. Es ist die Stelle der MHK.

Durchführung

Die Testdurchführung besteht aus 3 wesentlichen Schritten:

1. Eine Agarplatte mit einem geeigneten Testmedium (z. B. Mueller-Hinton-Agar) wird entsprechend der Normalpraxis inokuliert. Dies bedeutet, daß die Testplatte mit den Mikroorganismen mittels Wattetupfer oder Überschwemmen beimpft wird.
2. Das verwendete Inokulum kann die Suspension einer Übernachtkultur, das sog. ICS-Inokulum, sein oder eine 0,5 bzw. 1,0 McFarland-Suspension einer logarithmischen Phasenkultur, das sog. Kirby-Bauer-Inokulum.
3. Die Testträger werden dann in einem optimalen Muster (Abb. 45) ausgelegt, wobei die höchste Konzentration zum Rand der Petrischale zeigt.

Bebrütung

Die Platte wird sofort in der erforderlichen Atmosphäre inkubiert. Die Inkubationszeit beträgt meistens 18–24 h. Bei anspruchsvollen Organismen mit einer langsamen Wachstumsrate kann eine längere Inkubationszeit erforderlich sein.

Auswertung

Nach der Inkubation werden die Hemmkonzentrationen direkt am gradierten Träger abgelesen. Die Ergebnisse sind quantitative Werte und entspre-

1.
Inokulum auf der Agar-platte (siehe Durchfüh-rung) ausimpfen

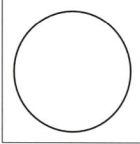

2.
Aufbringen der E-Teststreifen

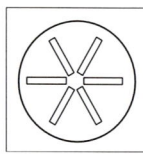

3.
Ablesen der MHK´s und ihre klinische Interpreta-tion

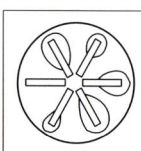

Abb. 45.   Schematische Darstellung der Durch-führung des E-Tests

chen einer Hemmkonzentration in µg/ml. Sie können gleichfalls den Gruppen „empfindlich", „intermediär" oder „resistent" zugeordnet werden, die durch die entsprechende MHK-Werte definiert sind und mit der HK korrelieren.

Fehlerquellen

- Nicht vorschriftsmäßige Herstellung der Nährböden (Mueller-Hinton-Agar).
- Teststreifen werden falsch gelagert bzw. vor ihrer Verwendung findet nach der Tiefkühllagerung keine Temperaturadaption statt.
- Keimdichte des Inokulums ist zu niedrig oder zu hoch.
- Testplatten werden falsch beimpft.
- Bebrütungstemperatur ist falsch oder die Bebrütung findet unter einer zu hohen CO_2-Spannung statt.
- Ablesen der „Hemmellipse" erfolgt zu früh ($< 16-18$ h).

Bewertung

Der „E-Test" ist eine gelungene Verknüpfung von Diffusion und Dilution. Zur Ermittlung der antimikrobiellen Wirksamkeit stehen im Ergebnis quantitative Werte, die eine gute Zuordnung und Einteilung der Erreger ermöglicht. Der Test selbst ist relativ unempfindlich und läßt vergleichbare und gleichbleibende Ergebnisse im Laboratorium zu. Die Methode ist für viele Bakeriengruppen, für anspruchsvolle anaerobe als auch für anspruchslose aerobe Erreger anwendbar. Die HK-Werte können im allgemeinen gut reproduziert werden und ergeben verläßliche Hinweise auf die Erregerempfindlichkeit.

> Bei schwierigen klinischen Fragestellungen und bei problematischer mikrobiologischer Diagnostik und Empfindlichkeitstestung sollte auf den E-Test zurückgegriffen werden.

Empfindlichkeitstestung von strikt anaeroben Bakterien

Die Empfindlichkeitsprüfung von strikt anaeroben Bakterien bedarf spezieller Testbedingungen.

> **!** Ausschließlich die Dilutionsverfahren und der E-Test können zur Anwendung kommen. Der Agardiffusionstest ist für die Testung von strikt anaeroben Bakterien nicht anwendbar und ausgeschlossen!

Durchführung

Die Dilutionsteste für strikt anaerobe Erreger werden durch gesonderte Abläufe in den NCCLS-Richtlinien und DIN-Normen reglementiert.

 NCCLS-Standard
Erstellung der Platten

Die Antibiotikalösungen werden mit dem im Handel erhältlichen Wilkins-Chalgren-Agar bei 55 °C gemischt. Für besonders anspruchsvolle Erreger können 5 % defibriniertes und ggf. lysiertes Blut oder andere Supplemente zugesetzt werden. Die Kontrollstämme müssen dann in denselben MHK-Bereich fallen, wie auf dem nichtsupplementierten Medium. Nach dem Trocknen können die Platten bis zu einer Woche bei 4–8 °C gelagert werden, wenn sie vor dem Austrocknen geschützt werden.

Anzucht des Inokulums
Es wird mit Hämin (5 mg/l) und Vitamin K_1 (0,1 mg/l) supplementiertes Thioglykolatmedium verwendet, das keinen Indikator enthält und direkt vor Gebrauch mit $NaHCO_3$ (1 g/l) gepuffert wird. Volumina von 5–6 ml werden in geeignete verschraubbare Röhrchen abgefüllt.

Häminstammlösung mit 5 mg/ml
0,5 g Hämin in 10 ml 1 N NaOH lösen und mit Aqua dest. auf 100 ml auffüllen, 15 min bei 121 °C autoklavieren; bei 4–8 °C lagern und höchstens 1 Monat verwenden. Pro 1 l Medium 1 ml Häminlösung zusetzen.

$NaHCO_3$- Stammlösung mit 20 mg/ml
2 g $NaHCO_3$ werden in 100 ml Aqua dest. gelöst und durch Filtration sterilisiert. Haltbarkeit maximal 1 Monat bei 4–8 °C. 0,25 ml dieser Stammlösung zu jeweils 5 ml Medium hinzufügen.

Vitamin-K_1-Stammlösung
200 mg Vitamin K_1 werden in 20 ml reinem Äthanol gelöst und durch Filtration sterilisiert. Die Lösung wird bei 4–8 °C in einer dunklen Flasche gelagert. Zum Gebrauch wird 0,1 ml der Stammlösung mit 10 ml sterilem Aqua dest. gemischt, um eine Konzentration von 100 mg/l zu erhalten. Lagerung dieser Lösung maximal 1 Monat bei 4–8 °C in einer dunklen Flasche. Pro 1 l Medium 1 ml zusetzen.

Herstellung des Inokulums
Zur Anzucht des Inokulums werden mindestens 5 Kolonien nach 24- bis 72stündiger Kultur – je nach Spezies – auf einem geeigneten Agarmedium mit Blut in das Thioglykolatmedium gegeben und 6–24 h bebrütet, bis sichtbares Wachstum eintritt. Unmittelbar vor Gebrauch wird das Inokulum in einer (zuvor frisch aufgekochten und abgekühlten) klaren Bouillon auf den McFarland-Standard von 0,5 eingestellt. Dazu eignen sich z. B. Brucellabouillon oder andere klare Medien.

Alternativ kann das Inokulum dadurch hergestellt werden, daß die Kolonien von einer frischen Kultur (nicht älter als 72 h) direkt in dem Thioglykolatmedium suspendiert und auf den McFarland-Standard eingestellt werden. Die Platten dürfen höchstens 30 min der normalen Luft ausgesetzt sein. Das Inokulum soll 1×10^5 bis 1×10^6 Kolonien pro Impfpunkt enthalten.

Beimpfung der Platten

Die Beimpfung der Platten soll mit einem Inokulator durchgeführt werden, der je Beimpfungspunkt 0,001–0,003 ml abgibt. Alternativ können kalibrierte Ösen oder Pipetten verwendet werden. Bei der Beimpfung mit einem Multipoint-Inokulator wird mit der niedrigsten Konzentration begonnen. Zu Beginn und am Ende jeder Serie werden jeweils 2 antibiotikumfreie Kontrollplatten beimpft. Jeweils eine davon wird aerob bebrütet, um ggf. aerobe Kontaminationen zu entdecken. Nach dem Beimpfen bleiben die Platten bei Raumtemperatur, bis das Inokulum in die Agaroberfläche eingezogen ist, jedoch nicht länger als 5–10 min.

Bebrüten und Ablesen

Zur Herstellung der anaeroben Atmosphäre werden Anaerobiertöpfe verwendet, die 4–7 % CO_2 enthalten. Gleichwertige Verfahren, z.B. Anaerobierbrutschränke, können verwendet werden. Die anaerobe Atmosphäre muß durch geeignete Methoden überprüft werden. Die Platten werden in der anaeroben Atmosphäre 48 h bei 36 ± 1 °C bebrütet und dann abgelesen. Die MHK ist die niedrigste Antibiotikumkonzentration, die entweder kein Wachstum oder höchstens 1 Kolonie oder mit bloßem Auge kaum sichtbares, hauchartiges Wachstum zeigt. Zur Wachstumskontrolle muß ein deutlicher Unterschied bestehen.

DIN-Norm 58 944

Der Agardilutionstest zur Testung von strikt anaeroben Bakterien nach DIN-Norm 58 944 unterscheidet sich vom NCCLS-Standard in folgenden Punkten:
- Dem Wilkins-Chalgren-Agar können 10 % Blut zugesetzt werden.
- Das Inokulum wird auf den McFarland-Standard 1 eingestellt.
- Zur Anzucht des Inokulums kann Rosenow-Bouillon verwendet werden. Erreger der Bacteroides-fragilis-Gruppe und Clostridien werden 48 h in Rosenow-Bouillon angezüchtet, Peptococcaceae 72 h.
- Diese Kulturen werden im Verhältnis 1:100 in Rosenow-Bouillon ohne Hirnstückchen verdünnt. Erreger der Bacteroides-melaninogenicus- bzw. Bacteroides-oralis-Gruppe werden nur 1:40 verdünnt.

● Mikrobouillondilutionstest nach DIN-Norm 58 944

Die Antitiotikumlösungen werden in Wilkins-Chalgren-Bouillon hergestellt und zu jeweils 50 µl in Mikrotitrationsplatten abgefüllt. Die Platten können bei sorgfältigem Schutz vor Austrocknung maximal 3 Wochen bei −20 °C gelagert werden. Die Bakterien werden entweder in der für den Agardilutionstest beschriebenen supplementierten Thioglykolatbouillon oder Rosenow-Bouillon angezüchtet. Bei Rosenow-Bouillon gelten die zuvor genannten Inkubationszeiten. Die Kulturen werden 1:200 (Bacteroides-fragilis-Gruppe, Clostridium perfringens, Peptococcaccae) bzw. 1:80 (Bacteroides-melaninogenicus-Gruppe, Fusobacteriumgruppe) in frisch ausgekochter Wilkins-Chalgren-Bouillon verdünnt. Alternativ kann die Bouillon im Anaerostaten vorreduziert werden. Wenn zur Vorkultur Thioglykolatmedium verwendet wird, werden die Stämme 18–24 h inkubiert und in Wilkins-

Chalgren-Medium so verdünnt, daß die endgültige Keimzahl 10^6/ml beträgt. Zu jeweils 50 μl Antibiotikumlösung werden 50 μl der Keimsuspension gegeben. Die Mikrotitrationsplatten werden in anaerober Atmosphäre 40–48 h inkubiert. Von dem Inokulum müssen anaerobe und aerobe Reinheitskontrollen angelegt werden. Die MHK ist die niedrigste Antibiotikumkonzentration, die makroskopisch sichtbares Wachstum verhindert.

Bewertung

Bei strikter Einhaltung der in den standardisierten Verfahren vorgegebenen Testabläufe ist die Empfindlichkeitstestung von strikt anaeroben Erregern praktikabel und aussagefähig. Einschränkungen bei der Zuordnung „empfindlich", „intermediär" oder „resistent" gelten, bedingt durch die Unzulänglichkeiten der Dilutionsverfahren, gleichermaßen auch bei der Testung von strikt anaeroben Bakterien.

7.1.3
Qualitätskontrolle bei der Empfindlichkeitstestung

Alle Testverfahren können, methodisch bedingt, die Zuordnungen „empfindlich", „intermediär" oder „resistent" mehr oder weniger falsch vornehmen. Die Erkennung der „falschen Zuordnungen" ist unabdingbar und bedarf der ständigen Qualitätskontrolle. Dazu sind beim Agardiffusionstest und den Dilutionstesten möglichst täglich Referenzstämme mitzuführen. Von den Referenzstämmen sind die Empfindlichkeiten und die entsprechenden Hemmhofdurchmesser bzw. MHK-Werte bekannt. Sind Abweichungen von den Grenzwerten bei einem Testansatz zu beobachten, sind die Ergebnisse für die Befunderhebung nicht verwertbar, der Testansatz ist zu wiederholen (s. auch Kap. 8).

7.1.4
β-Laktamasen und ihr Nachweis

Zahlreiche bei Infektionen beteiligte Bakteriengruppen sind zur Bildung von Enzymen (β-Laktamasen) befähigt, welche den Laktamring der Penicillinantibiotika und/oder Cephalosporine spalten können.

Die β-Laktamasen besitzen eine hohe Spezifität gegenüber ihrem Angriffspunkt (Substrat) am Antibiotikum. Innerhalb der Bakteriengruppen sind unterschiedliche β-Laktamasen bekannt. Nach *Krasemann* (1993) sind mit jeder Neuentwicklung von β-Laktamantibiotika auch neue β-Laktamasen gefunden worden.

β-Laktamasen können von der Bakterienzelle in großen Mengen produziert und nach außen abgegeben, oder in der Zelle im periplasmatischen Raum verbleiben und dort ihre Wirkung entfalten. Die Bildung von β-Laktamasen führt nicht zwangsläufig zur Resistenz gegen β-Laktamantibiotika. Bei einer sehr starken Produktion und Abgabe ins äußere Milieu kann eine Resistenz gegenüber dem inaktivierbaren Antibiotikum auftreten. Darüber hinaus schützen auch periplasmatische β-Laktamasen die individuelle Bakterienzelle. Generell gültige Aussage zur Effektivität der β-Laktamasen sind aufgrund der Substratspezifität und Enzymvariation nicht möglich, sondern nur auf den jeweiligen Bakterienstamm beschränkt.

Der *Nachweis von β-Laktamasen* erfolgt in kommerziellen Systemen in der Regel mit Hilfe von chromogenen Cephalosporinen oder Benzylpenicillin. Mit einem pH-Indikator wird die pH-Änderung angezeigt, die bei der Spaltung der Antibiotika und der damit einhergehenden Bildung von Penicilloinsäure entsteht.

Der Nachweis der *β*-Laktamasen ist zwar wichtig, aber wegen der großen Unterschiede der einzelnen Enzymvarianten nur bedingt aussagefähig:
• Besitzt die Spezies konstitutive Enzyme, bringt der positive β-Laktamasenachweis keine zusätzliche Information.
• Ist der β-Laktamasenachweis unter Verwendung der chromogenen Cephalosporintestsubstanz negativ, kann trotzdem eine β-Laktamase vorhanden sein.
• Der Nachweis einer β-Laktamaseaktivität bedeutet keinesfalls gleichzeitig „Resistenz".

Nach *Krasemann* sollte beim derzeitigen Kenntnisstand der Penicillinasenachweis bei S. aureus, N. gonorrhoeae und H. influenzae vorgenommen werden.

7.1.5
Bakteriostase und Bakterizidie

Generell ist bei der Wirkung von Antibiotika zwischen der bakteriostatischen, d.h. das Wachstum hemmenden und reversiblen Wirkung, und der bakteriziden, d.h. die Zellen abtötenden und irreversiblen Wirkung, zu unterscheiden. Die Ermittlung der Hemmhofdurchmesser und MHK-Werte besagt aber nichts über die Wirkungsart des Antibiotikums auf die Bakterien. In besonderen Fällen, vor allem in der Klinik ist eine Kenntnis über die *MBK* (minimale bakterizide Konzentration) von großem Interesse.

 Ein Maß für die MBK ist die Konzentration des Antibiotikums, bei der mindestens 99,9 % der ursprünglich im Inokulum vorhandenen Bakterien abgetötet werden.

Technisch am einfachsten ist das Ausimpfen der Bouillon der Dilutionsteste nach ca. 6–7 h Bebrütung. Dazu werden alle Konzentrationsstufen der MHK-Bestimmung auf feste Nährböden überimpft und die niedrigste Konzentrationsstufe bestimmt, bei der noch vermehrungsfähige Zellen vorhanden sind.

Es sind jedoch viele Faktoren aufzuführen, die das MBK-Ergebnis beeinflussen können. Die Methode sollte bei entsprechender Fragestellung in einem mikrobiologischen Fachlabor durchgeführt werden.

7.1.6
Schlußfolgerung

Bei der Aufstellung der Grenzwerte sind mikrobiologische, pharmakokinetische und klinische Bewertungskriterien zu beachten (Naber u. Wiedemann 1994). Die Grenzwerte, die die „Zuordnung" zu den Hemmhofdurchmessern und den minimalen Hemmkonzentrationen ermöglichen, sowie die Normierung der Methoden werden vom Deutschen Institut für Normung e.V. (DIN) bzw. durch NCCLS-Standards festgelegt.

Alle Verfahren haben methodisch bedingte Qualitätsmängel. Die Zuordnung zu den Kategorien „empfindlich", „intermediär" oder „resistent" unterliegt dieser Einschränkung und ist deshalb kein „absolutes Ergebnis". Die Qualitätssicherung und Qualitätskontrolle mit Referenzstämmen sollte Bestandteil der täglichen Testansätze sein.

7.2
Antibiotikaauswahl zur Empfindlichkeitstestung

Die Auswahl der Antibiotika richtet sich nach der Erregerart, der zu erwartenden Empfindlichkeitslage und danach, inwieweit ein Antibiotikum für die vorgesehene Indikation aufgrund der antibakteriellen Aktivität, der pharmakokinetischen Eigenschaften und der in klinischen Studien nachgewiesenen Effektivität bzw. Verträglichkeit für diese Indikation geeignet ist. Darüber hinaus spielen die Darreichungsform (oral – parenteral) und Kostengesichtspunkte eine zunehmende Rolle.

In der Regel wird sich der Urologe auf die Empfindlichkeitstestung der bei Harnwegsinfektionen am häufigsten vorkommenden aeroben, rasch wachsenden grampositiven und gramnegativen Erreger beschränken und bei ggf. darüber hinausgehenden Fragestellungen (z.B. Anaerobier, Chlamydien etc.) auch mit einem mikrobiologischen Fachlabor zusammenarbeiten.

Antibiotikaauswahl nach Antibiotika- und Erregergruppen

In der Regel können aus Arbeits- und Kostengründen nicht alle Antibiotika, die in einer bestimmten klinischen Situation evtl. sogar gleichrangig geeignet sind, getestet werden. Deshalb wählt man ein Antibiotikum aus einer Gruppe, dessen Testergebnis mit Einschränkung als repräsentativ für die Gruppe gelten kann. Vorschläge dazu finden sich in der DIN 58 940 (1995).

Um möglichst rasch die „richtige" Therapie einleiten bzw. eine bereits eingeleitete Therapie optimal anpassen zu können, sollte das Ergebnis der Empfindlichkeitstestung zeitgleich mit der Erregeridentifikation vorliegen. Deshalb wird die Empfindlichkeitstestung gleichzeitig mit der Erregeridentifikation angesetzt, sobald der angezüchtete Erreger in Reinkultur bzw. Einzelkolonien vorliegt. Zu diesem Zeitpunkt muß ja auch geklärt werden, welcher der Gruppen (z.B. grampositive Kokken, Enterobacteriaceae, Non-Fermenter) der Erreger zugeordnet werden kann, da praktisch alle Identifikationssysteme eine solche Vorselektion voraussetzen. Bei der Antibiotikaauswahl kann das typische Empfindlichkeitsverhalten dieser Gruppen bereits mitberücksichtigt werden.

Antibiotikaauswahl nach klinischen Gesichtspunkten

Bei urologischen Infektionen können aus der Art der Infektion, z.B. akute unkomplizierte Zystitis, akute unkomplizierte Pyelonephritis, komplizierte Harnwegsinfektion mit oder ohne Urinableitung, Urethritis oder Prostatitis, gewisse Rückschlüsse nicht nur auf das mögliche Erregerspektrum, sondern auch auf die zu erwartende Empfindlichkeitslage gezogen werden (Naber et al. 1987). Dazu ist allerdings erforderlich, daß die in einer Praxis oder Krankenhausabteilung erhobenen bakteriologischen Befunde in gewissen Zeitabständen regelmäßig analysiert werden, um Veränderungen im Erregerspektrum und in der Empfindlichkeitslage rechtzeitig zu bemerken (Naber et al. 1993). Dabei können nicht unerhebliche Abweichungen von evtl. andernorts erhobenen und publizierten Befunden beobachtet werden.

Tabelle 18. Antibiotikaauswahl bei unkomplizierten Harnwegsinfektionen

Gruppe	Antibiotika
Trimethoprim-Sulfonamid-Kombinationen	Trimethoprim, Cotrimoxazol (TMP/SMZ), Cotetroxoprim (TMP/SDZ)
Cephalosporine • klassische orale • neuere orale[a]	 Cefalexin, Cefadroxil, Cefaclor Cefuroximaxetil, Cefixim, Cefpodoximproxetil, Ceftibuten, Cefetametpivoxil, Loracarbef
Aminopenicilline[b]	Ampicillin, Amoxicillin
Aminopenicilline + β-Laktamaseinhibitor	Ampicillin/Sulbactam, Amoxicillin/Clavulansäure[c]
Fluorchinolone[d]	Ciprofloxacin, Enoxacin, Norfloxacin, Ofloxacin, Fleroxacin, Pefloxacin
Fosfomycin[e]	Fosfomycin – Trometamol
Aminoglykoside[f]	Gentamicin, Netilmicin, Tobramycin, (Amikacin)
Nitrofurantoin[g]	Nitrofurantoin
Tetrazyklin[h]	Doxycyclin, Minocyclin, Tetrazyklin

[a] In dieser Gruppe bestehen z.T. wesentliche Unterschiede im antibakteriellen Verhalten, so daß eine Substanz nicht unbedingt repräsentativ für die gesamte Gruppe ist (Bauernfeind et al. 1990, Naber et al. 1993). Einige Vertreter dieser Gruppe können auch als repräsentativ für parenterale Cephalosporine der 2. bzw. der 3. Gruppe angesehen werden (s. Tabelle 19).
[b] Bei Resistenz muß mit β-Laktamaseproduktion des Erregers gerechnet werden (Naber et al. 1982).
[c] Probleme bei der Lagerungsstabilität beachten.
[d] Nur bei Erwachsenen, nicht bei Schwangerschaft und Stillzeit.
[e] Nur bei akuter Zystitis (Einmaltherapie). Für die Testung muß dem Agar bzw. der Bouillon 25 mg/l Glukose-6-Phosphat hinzugefügt werden.
[f] Falls aus Gründen der Compliance eine parenterale Therapie notwendig ist (Naber et al. 1996).
[g] Falls bei rezidivierender Harnwegsinfektion nach der akuten Therapie eine Reinfektionsprophylaxe mit Nitrofurantoin geplant ist.
[h] Bei Mischinfektionen mit Verdacht auf bzw. Nachweis von Chlamydien-, Mykoplasmen- oder Ureaplasmenbeteiligung, z.B. bei nichtgonorrhoischer Urethritis.

Die im folgenden vorgeschlagene Antibiotikaauswahl berücksichtigt auch die Empfehlungen einer Expertenkommission (Adam et al. 1993) und einer Konsensuskonferenz der Paul Ehrlich Gesellschaft für Chemotherapie e. V. (1994) für das jeweilige Indikationsgebiet.

Unkomplizierte Harnwegsinfektionen
Aufgrund der PEG-Empfehlungen (Adam et al. 1993) kommen für unkomplizierte Harnwegsinfektionen, zu denen die akute Zystitis und die unkomplizierte, akute Pyelonephritis bei Mädchen und Frauen zu rechnen sind, die in Tabelle 18 genannten, vor allem oralen Antibiotikagruppen in Frage.

Bei unkomplizierten Harnwegsinfektionen ist es oft nicht notwendig, immer alle vorgeschlagenen Antibiotika zu testen. Je nach Patientengruppen (z. B. Kinder, Erwachsene, Schwangere etc.) wird man sich z. B. auf 6 Antibiotika, also auf eine Testplatte, beschränken können.

Komplizierte und im Krankenhaus erworbene Harnwegsinfektionen
Komplizierte Harnwegsinfektionen (HWI) zeichnen sich durch folgende Merkmale aus (Naber et al. 1992):
- HWI mit relevanter Störung der Urodynamik (Obstruktion, funktionelle oder neurogene Störung)
- Fremdmaterial (Steine, Katheter und sonstige Urinableitungen)
- Interventionell erworbene HWI nach instrumentellen oder operativen Eingriffen, nach Radiatio oder Chemotherapie
- HWI bei Patienten mit relevanten Grunderkrankungen, z. B. Niereninsuffizienz, schwer einstellbarer Diabetes mellitus, AIDS etc.

Bei komplizierten und/oder im Krankenhaus erworbenen Harnwegsinfektionen muß mit einer größeren Variabilität des Erregerspektrums und häufiger auch mit resistenten, gelegentlich auch multiresistenten Erregern gerechnet werden. Deshalb sind weitere Antibiotikagruppen bei der Testung zu berücksichtigen (Tabelle 19). Außerdem ist es besonders im stationären Bereich auch sinnvoll, Antibiotika mit unterschiedlichen Resistenzmechanismen abwechselnd zum Einsatz zu bringen, um den Selektionsdruck für resistente Erreger zu verringern. Deshalb sollte für diesen Bereich eine größere Auswahl angeboten werden, wobei die Anwendungsform (oral – parenteral) und die Kosten natürlich berücksichtigt werden müssen.

Praktisches Vorgehen
Bei der Verwendung von Dispensern ist es beim Agardiffusionstest bei entsprechendem Probenanfall sinnvoll, mehrere Dispenser zu verwenden, z. B.:
- Grundtestung   (1 Platte): z. B. 6 Antibiotika.
- Erweiterte Testung   (1 Platte): z. B. 6 Antibiotika.
- Spezialtestung   (1 Platte): je nach Erregerart bzw. -gruppe.

Tabelle 19. Weitere Antibiotikagruppen für die Therapie von Harnwegsinfektionen

Gruppe	Antibiotika
Cephalosporine[a]	
• Gruppe 1	Cefazolin, Cefazedon
• Gruppe 2	Cefamandol, Cefuroxim, Cefotiam
• Gruppe 3a	Cefotaxim, Ceftizoxim, Ceftriaxon, Cefmenoxim, Cefodizim
• Gruppe 3b	Cefoperazon, Ceftazidim, Cefepim
• Gruppe 4	Cefsulodin
• Gruppe 5	Cefoxitin, Cefotetan, Flomoxef
Acylureidopenicilline	Apalcillin, Azlocillin, Mezlocillin, Piperacillin
• mit β-Laktamaseinhibitor[b]	Sulbactam, Tazobactam
Monobactame	Aztreonam
Carbapeneme	Imipenem[c], Meropenem
Glykopeptide	Vancomycin, Teicoplanin
Lincosamide	Clindamycin
Makrolide	Erythromycin, Roxithromycin, Clarithromycin, Azithromycin
Fusidinsäure	Fusidinsäure

[a] Einteilung der Cephalosporine nach Konsensuskonferenz der PEG (1994). Charakteristische Merkmale und Einsatz bei urogenitalen Infektionen der einzelnen Gruppen s. dort.
[b] Die β-Laktamaseinhibitoren sind nur in Kombination zu verwenden. Sulbactam kann frei kombiniert werden. Tazobactam liegt in fester Kombination mit Piperacillin vor.
[c] Probleme bei der Lagerungsstabilität beachten.

Grundtestung und erweiterte Testung

Bei unkomplizierten HWI genügt in der Regel die Grundtestung (eine Platte) mit 4–6 Antibiotika. Bei komplizierten und im Krankenhaus erworbenen HWI sollte zusätzlich eine erweiterte Testung erfolgen. Beim Vorliegen von Staphylokokken, Enterokokken und Pseudomonas species genügt eine Spezialtestung (eine Platte). Bei Staphylokokken muß zusätzlich Penicillin G und Oxacillin getestet werden.

Spezialtestung

• *Pseudomonas species und andere Non-Fermenter:*
Fluorchinolon, Aminoglykosid, Cephalosporin der Gruppe 3b oder 4, Piperacillin oder Azlocillin, Monobactam, Carbapenem.
• *Enterokokken:*
Aminopenicillin (stellvertretend auch für die Ureidopenicilline), Trimethoprim bzw. Cotrimoxazol, Fluorchinolon, Nitrofurantoin, Tetrazyklin, Erythromycin, Glykopeptid (Vancomycin, Teicoplanin).
Bemerkung: Cotrimoxazol wird bei Enterokokkeninfektionen nach NCCLS nicht empfohlen (Hindler u. Sahm 1992). Erythromycin ist nur wirksam im alkalischen Urin.

• *Staphylokokken:*
Penicillin G, Oxacillin, Trimethoprim bzw. Cotrimoxazol, Fluorchinolon, Aminoglykosid, Tetrazyklin, Erythromycin, Glykopeptid (Vancomycin, Teicoplanin).
Weitere Antibiotika bei Oxacillinresistenz: Clindamycin, Fosfomycin, Fusidinsäure.

> **!** Da *Enterokokken und Staphylokokken* häufig als Partner bei Mischinfektionen anzutreffen sind, sollten bei diesen Erregern nicht nur die „klassischen" Staphylokokkenantibiotika, sondern auch solche getestet werden, die über ein breiteres antibakterielles Spektrum verfügen. Damit kann u.U. eine Monotherapie statt einer Kombinationstherapie auch bei Mischinfektionen durchgeführt werden.

● **Zusätzliche Testung bei Staphylokokken**
Bei Staphylokokken muß zusätzlich die Penicillin- und Oxacillinempfindlichkeit bestimmt werden. Als oxacillinresistent gelten Staphylokokken mit einer MHK von ≥ 2 mg/l (DIN 58 940).

Bei Bestimmung der Oxacillinempfindlichkeit im *Mikro-Bouillondilutionstest* muß der Bouillon 2 % NaCl hinzugefügt werden. Die Bebrütung erfolgt für 48 h bei 35 °C. Die Ablesung wird mit der Lupe vorgenommen. Schwaches, aber eindeutiges Wachstum in den entsprechenden Vertiefungen der Mikrotiterplatte (Vergleich mit Leerkontrolle, die auf jeder Testplatte mitgeführt wird) ist als Resistenz zu werten.

Der *Agardiffusionstest* für Oxacillin muß auf einem Nähragar durchgeführt werden, der 2 % NaCl enthält. Die Bebrütung erfolgt für 48 h bei 35 °C und die Ablesung mit einer Lupe.

Aufgrund des Heteroresistenzphänotyps ist ein Wachstum kleiner Kolonien im Hemmhof als Resistenz zu werten. Auf der gleichen Platte kann Penicillin G mitgetestet werden. Bei der Durchführung des Agardiffusionstests ergibt der Zusatz von 2 % NaCl zum Testmedium keine Fehlklassifikation in bezug auf die Penicillinempfindlichkeit (Witte 1995).

Bei der Staphylokokkentestung werden demnach 2 Testplatten benötigt. Auf der einen Platte, die 2 % NaCl enthält, erfolgt die Testung gegen Oxacillin und Penicillin G. Auf der 2. Platte (ohne NaCl) werden 6 weitere Antibiotika getestet. Diese 2. Platte stimmt weitgehend mit der „Enterokokkenplatte" überein, die statt eines Aminoglykosids ein Aminopenicillin (Ampicillin) enthält.

Bei *penicillin- und oxacillinempfindlichen Erregern* kommen alle genannten β-Laktamantibiotika in Frage. Bei penicillinresistenten und oxacillinempfindlichen Erregern dürfen nur penicillinasefeste β-Laktamantibiotika (Cephalosporine, Amino- oder Acylureidopenicilline mit β-Laktamaseinhibitor) verwendet werden. Es sollte jedoch bedacht werden, daß aufgrund ihrer schwächeren intrinsischen Aktivität nicht alle neueren oralen Cephalosporine für die Therapie von Staphylokokkeninfektionen geeignet sind, z.B. Cefixim, Ceftibuten, Cefetamet (Naber et al. 1993). Bei Oxacillinresistenz besteht Kontraindikation für alle β-Laktamantibiotika.

Da Penicillin G bei urologischen Infektionen heute praktisch keine Rolle mehr spielt, wird bei Staphylokokken häufig das Ergebnis der Testung von Ampicillin zur Beurteilung der Empfindlichkeit herangezogen. Dies ist aber strenggenommen nicht zulässig, da weder die Hemmhöfe noch die MHK-Grenzkonzentrationen für Ampicillin bei Staphylokokken standardisiert sind.

Wenn Oxacillin geprüft wird, erübrigt sich ein Test mit Cephalosporinen. Bei MRSA mit Heteroresistenzphänotyp kann eine Cephalosporinempfindlichkeit aufgrund von Hemmhofdurchmessern oder MHK bei gleichzeitiger Oxacillinresistenz scheinbar vorliegen; dies ist aber vorgetäuscht. Würde ein stärkeres Inokulum geprüft, träte die Resistenz in Erscheinung.

Antibiotikatestung mit vorgefertigten Mikrodilutionsplatten

Werden vorgefertigte Mikrodilutionsplatten, z.B. mit je 2 Antibiotikakonzentrationen als Grenzkonzentrationen, für die Bestimmung von „empfindlich", „intermediär" und „resistent" verwendet, muß die Auswahl der Antibiotika zuvor festgelegt werden. Es empfiehlt sich dabei, 2 Platten (Panels) zu verwenden: eine für gramnegative und eine für grampositive Erreger mit je 8–12 Antibiotika. Entsprechende PEG-Empfehlungen hierzu sind in Vorbereitung.

Antibiotika bei Ringversuchen

Bei den derzeitigen INSTAND-Ringversuchen werden folgende Antibiotikatestungen verlangt: Penicillin, Cotrimoxazol, Tetrazyklin, Ampicillin, Oxacillin, Cefazolin, Ofloxacin und Gentamicin. Es ist deshalb zweckmäßig, daß sich jeder Urologe, der an diesen Ringversuchen teilnimmt, auch mit der Testung dieser Antibiotika in der Praxis beschäftigt, da der Ringversuch die Verhältnisse der täglichen Praxis widerspiegeln soll. Darüber hinaus müssen regelmäßig interne Qualitätskontrollen mit den bekannten Referenzstämmen durchgeführt werden (s. auch Kap. 8).

Schlußfolgerungen

Die Empfindlichkeitstestung (Antibiogramm) als Ziel und Endergebnis der bakteriologischen Diagnostik ist auch bei der Therapie von Harnwegsinfektionen ein unabweislicher Bestandteil. Das Ergebnis soll dem Kliniker als Hinweis dienen, daß bei „empfindlichen Erregern" in der Regel mit einem Therapieerfolg gerechnet werden kann, wogegen bei „resistenten" Erregern in der Regel kein Erfolg eintritt. Die Auswahl der Antibiotika, die getestet werden sollen, richtet sich nach den angezüchteten Erregern (Gruppe, Art etc.) und nach der klinischen Situation bzw. der Art der Harnwegsinfektion (Infektionsart).

Unter Einhaltung der für die vorgestellten Testverfahren vorgeschriebenen DIN-Normen oder NCCLS-Standards sind für eine effiziente Antibiotikatherapie relevante Befunde zu erzielen.

8 Interne und externe Qualitätskontrolle

Zur Überprüfung der eigenen Arbeit sind regelmäßig typisierte Stämme (z.B. Staphylococcus aureus ATCC 29213, E. coli ATCC 25922, E. faecalis ATCC 29212 und P. aeruginosa ATCC 27853) zur Erregerdifferenzierung und Resistenzprüfung mitzuführen.

Einige kassenärztliche Vereinigungen schreiben die regelmäßige Teilnahme an Ringversuchen 2 mal pro Jahr vor. Nur wer diese regelmäßig besteht, kann im Bereich dieser KV'en weiterhin mikrobiologische Untersuchungen abrechnen. Es empfiehlt sich auch im Bereich der KV'en, wo dies noch nicht vorgeschrieben ist, regelmäßig an diesen Ringversuchen teilzunehmen. Die Ansprechadresse lautet:

Institut für Standardisierung und Dokumentation
im medizinischen Laboratorium e. V. (INSTAND)
Johannes-Weyer-Str. 1 / Postfach 250 211
40225 / 40093 Düsseldorf
Tel: 0211 /33 00 33

9 Bezugsquellen für Labormaterial, Nährmedien, Reagenzien

A

Abbott GmbH Diagnostika
Max-Planck-Ring 2,
65205 Wiesbaden – Delkenheim
Postfach 13 03, 65001 Wiesbaden
Tel: 06122/501–01
Fax: 501–244
Produkte: Schnellteste
Chlamydien, β-HCG, A-Strep

Askania-Werke Rathenow GmbH
& Co KG
Postfach 11 62, 14701 Rathenow
Produkte: Mikroskope

B

BAG, Biologische Analysensysteme
GmbH
Amtsgerichtstr. 1–5, 35423 Lich
Tel: 06404/20 26 u. 20 14 (Best.)
Fax: 06404/6 25 54 u. 30 87 (Best.)
Produkte: Autoklavenkontrolle,
Nährböden

Bayer Diagnostics GmbH
Weißenseestr. 101, 81539 München
Tel.: 089/ 69 92 70
Fax: 089/ 69 92 71 27
Produkte: Harnteststreifen,
Auswertungssysteme

Becton Dickinson GmbH
Tullastr. 8, 69126 Heidelberg
Tel: 06221/305–0
Fax: 06221/305–216
Produkte: Breite Palette mikro-
biologischer Diagnostika (BBL),
einschl. Nährböden, Dispenser
und Blättchen für das Antibio-
gramm, Bunte Reihen, usw.; Nähr-
bödenproduktion in Heidelberg
Produktpalette von Hoffmann-
LaRoche: Enterotube etc.

Behringwerke AG
Postfach 11 40, 35001 Marburg
Tel.: 06421/3 90
Fax: 069/ 30 38 34
Produkte: Harnteststreifen, Aus-
wertungssysteme

Bender & Hobein GmbH
Junkersstr. 8,
76139 Karlsruhe-Hagsfeld
Tel: 0721/61 60 81
Überregional tätiger LFH,
mit mehreren Niederlassungen

Berning Diagnost GmbH
Spandauer Str. 24–26,
21502 Geesthacht
Tel: 04152/80 95 20
Fax: 04152/80 95 25
Produkte: Nährböden,
Laborbedarf

Berthold Hermle GmbH & Co
Postfach 12 40, Industriestr. 8–12,
78559 Gosheim
Tel: 07426/67–0
Produkte: Laborzentrifugen

Beuth Verlag GmbH
Burggrafenstraße 6, 12623 Berlin
Tel: 030/26 01–1
Produkte: DIN-Normen,
DIN-Katalog

Biognost Analysentechnik GmbH
Dieter a.d. Siepen Platz 1,
45468 Mülheim/Ruhr
Tel: 0208/47 26 75
Fax: 0208/47 21 97
Produkte: Geteilte Platten,

bioMerieux Deutschland GmbH,
Postfach 12 04, 72602 Nürtingen
Weberstraße 8, 72622 Nürtingen
Tel: 07022/3 00 70
Fax: 07022/3 61 10
Bestellungen: Fax: 0130/8 30 07
Produkte: Nährböden, Breite
Palette an Diagnostika
API: Appareils et produits pour
l ìdentification

Biotest AG, Vertrieb Mikrobiologie
Landsteiner Str. 5, 63303 Dreieich
Postfach 40 11 08, 63276 Dreieich
Tel: 06103/8 01 –437 Anfragen
                    –850 Beratung
Fax: 06103/8 01–125 Anfragen
Bestellungen: Tel: 0130/83 00 10
0130/82 00 25 Fax
Produkte: Mikrobiologische
Diagnostika
Nährbödenproduktion bei Heipha
Heidelberg

Boehringer Mannheim (BM) GmbH
Postfach 31 01 20
Sandhofer Str. 116, 68305 Mannheim
Tel: 0621/75 91

Produkte: Eintauchnährböden
(Orion, Finland), Teststreifen,
Auswertungssysteme

Brand
Postfach, 97877 Wertheim
Produkte: Glaswaren, Pipetten,
Vernichtungsbeutel

Karl Brinkmann KG
Med. Einrichtungshaus
Rheinlanddamm 101,
44139 Dortmund
Tel: 0231/12 30 31
Produkte: LFH, Mikroskope,
Autoklaven

BTS Bio Tech Trade & Service GmbH
Franz-Antoni-Straße 22,
68789 St.Leon-Rot
Tel.: 06227/5 13 08
Fax.: 06227/5 36 94
Produkte: Kunststoffartikel,
Laborbedarf

C

Concept GmbH
Rischerstraße 8, 69123 Heidelberg
Postfach 10 17 64,
Tel: 06221/84 44–0
Fax: 06221/84 44 84
Produkte: Anlagen und Geräte
nach GMP für Produktion und
Labor

D

Dahlhausen GmbH
Emil-Hoffmann-Straße 53,
50996 Köln
Tel: 02236/39 13–0
Fax: 02236/39 13–48
Produkte: Sterilisationsindika-
toren, Klebeband, etc.

Dako Diagnostika GmbH
Postfach 70 04 07, 22004 Hamburg
Am Stadtrand 52, 22047 Hamburg
Tel.: 040/ 6 66 94 70
Fax: 040/ 6 95 27 41
Produkte: Antikörper,
Chlamydien-Teste

DSM, Deutsche Sammlung von
Mikroorganismen
Mascheroderweg 1b,
38124 Braunschweig, Tel: 0531/61 87–0
Produkte: Kontrollstämme

Deutsch & Neumann GmbH
1000 Berlin 10, Tel.: 030/3 41 30 61
Produkte: Autoklaven

DiaCos GmbH siehe Microcos

Diagnostika GmbH Stuttgart
Im Vorderen Feld 28,
72622 Nürtingen
Tel: 07022/6 57 08
Fax: 07022/6 48 86
Produkte: Chlamydien,
Mykoplasmen, Candifast

Difco Laboratories GmbH
Ulmer Straße 160a, 86156 Augsburg
Postfach 10 14 66, 86004 Augsburg
Tel: 0821/4 40 01–0
Fax: 0821/4 43 89–1
Produkte: Mikrobiologische
Diagnostika, Bactrol/Microtrol-
Plättchen

E

Eppendorf (Eppendorf-Netheler-
Hinz GmbH)
22331 Hamburg
Tel: 040/5 38 01–0
Fax: 040/5 38 01–556
Produkte: Kolbenhubpipetten,
Probenröhrchen, Reaktiongefäße

Elkay Deutschland GmbH
Max-Planck-Str. 6–10,
63128 Dietzenbach
Produkte: Laborartikel, Röhrchen,
Einmalösen, Vertrieb über Nunc

Entsorbis GmbH
Steinknappen 162,
45470 Mülheim/Ruhr
Tel: 0208/3 79 14
Fax: 0208/37 13 58
Produkte: Entsorgung

Eschenbach Optik
Postfach 1758, Nürnberg
Produkte: Mikroskope

Eurim-Pharm GmbH
Am Gänselehen 4–5, 83451 Piding
Produkte: reimportierte Test-
streifen, Eintauchnährböden

EuroLab Labortechnik KG
Postfach 65
Osterbach 35–37,
83075 Bad Feilnbach
Tel: 08066/84 67
Fax: 08066/83 02
Produkte: Kunststoff,
Labortechnik

F

Fiebig Nährstofftechnik
Brunnenstraße 26,
65510 Idstein/Taunus
Tel: 06126/5 28 13
Fax: 06126/5 49 88
Produkte: Tierblut für Nährböden

FFD Diagnostic-Vertrieb GmbH
Berrischstraße 148 a, 50769 Köln
Tel: 0221/78 63 63
Fax: 0221/78 67 57
Produkte: Nährböden, Eintauch-
nährböden, Teststreifen

Fresenius AG
Borkenberg 14, 61440 Oberursel
Tel.: 06171/6 01
Produkte: Diagnostika

G

GLD Gesellschaft für
Labor-Diagnostika
Kronprinzenstr. 14, 45128 Essen
Tel: 0201/22 50 92
Produkte: Tierblute für Platten

Fritz Gössner GmbH & Co KG
Sperberhorst 23, 22459 Hamburg
Tel: 040/5 51 50 61–62
Produkte: Autoklaven, Mikrobio-
logische Hilfsmittel, Brutschränke,
Sterilbänke, Färbebänke

Gesellschaft für mikrobiologische
Nährmedien GmbH (GMN)
Frankfurter Landstr. 9, 64546
Mörfelden-Walldorf
Produkte: Tierblut

Greiner C. A. und Söhne
GmbH & Co KG Kunststoffwerke
Greiner Labortechnik
Postfach 13 20
Galgenbergstr. 9c, 72622 Nürtingen
Tel: 07022/5 01–0
Fax: 07022/5 14
Produkte: Petrischalen, Röhrchen

Greiner Rolf Biochemica GmbH
Wiesenstr., 65558 Flacht
bei Limburg
Tel.: 06432/15 37
Fax: 06432/6 13 79
Produkte: Kolbenhubpipetten

H

Heinz Herenz Medizinalbedarf
GmbH
Postfach 80 04 05
21004 Hamburg
Tel: 040/7 39 20 40
Fax: 040/7 30 41 48
Produkte: Stopfen,
Urinprobebecher,
Handschuhe, Pipetten

Hain Diagnostika
Laborfachhandel GmbH
Postfach 63
Hardwiesenstr 1,
72147 Nehren
Tel: 07473/2 50 97
Fax: 07473/2 50 90
Produkte: Pilznährböden
in Platten, Röhrchen,
Transportmedien,
Abstrichtupfer,
Plastikartikel, Inkubatoren

Hammerlit GmbH
Sägemühlenstraße
Postfach 12 28,
26789 Leer
Tel: 0491/46 74
Produkte: Abfallentsorgung,
Abfallbehälter

Hagemeister Sven
Segebergerstr.56a,
24539 Neumünster
Tel: 04321/7 47 57
Fax: 04321/7 11 04
Produkte: Urin-Proben-
Stabilisator, Gefriertrocknung

Hedinger August GmbH
Heiligenwiesen 26,
70327 Stuttgart (Wangen)
Tel.: 0711/42 40 11
Produkte: Difco-Nährböden,
Diagnostika

Heiland Fachversand für
Ärztebedarf
Albert-Schweitzer-Ring 5
Postfach 70 06 69,
22006 Hamburg
Tel: 040/6 69 87–0
Fax: 040/6 69 87–106
Produkte: Katalog mit Ärzte-
bedarf; auch kleinere Diagnostika,
Mikroskope, Brutschränke, Bren-
ner, usw.

Heinz Herenz Medizinalbedarf
GmbH
Postfach 80 04 05,
21004 Hamburg
Tel: 040/7 39 20 40
Fax: 040/7 30 41 48
Produkte: Stopfen, Urinproben-
becher, Handschuhe, Pipetten

Heipha GmbH
Postfach 10 26 42,
69016 Heidelberg
Czernyring 22,
69115 Heidelberg
Tel: 06221/16 62 66 Bestellungen
06221/2 71 01 Fachinfo
Fax: 06221/18 37 81
Bestellungen:
Tel: 0130/85 50 11
Fax: 0130/85 50 12
Produkte: Nährböden; Hilfsmittel
wie Testblättchen, Spatel. usw.

BHG Hermle
Postfach 1240,
Industriestr. 8–12, 78559 Gosheim
Tel: 07426/67–0
Fax: 07426/67–170
Produkte: Zentrifugen

Hertel & Reuss GmbH Optik
Quellhofstr. 67, 34127 Kassel
Tel: 0561/8 30 06
Produkte: Mikroskope,
Stereomikroskope

Heraeus Instruments GmbH
Heraeusstr. 12–14, 63450 Hanau
Postfach 15 63, 63405 Hanau
Tel: 06181/35–300
Fax: 06181/35 59 73
Produkte: Brutschränke

Hettich Andreas
Gartenstraße 100,
78532 Tuttlingen
Postfach 260,
78503 Tuttlingen
Tel: 07461/7 05–0
Fax: 07461/7 05–125
Produkte: Zentrifugen

Hölzel Helmuth
Korbinianstr. 2,
80807 München,
Produkte: Laborbedarf,
u.a. Maskenobjektträger

H + P Labortechnik GmbH
Bruckmannring 28,
85764 Oberschleißheim
Tel: 089/31 58 22–0
Fax: 089/3 15 44 53
Produkte: Varioklav-Dampf-
sterilisatoren

HS System- und Prozesstechnik
GmbH
Paulinenstraße 22,
65812 Bad Soden
Postfach 22,
65796 Bad Soden
Tel: 06196/2 63 94
Fax: 06196/6 28 90
Produkte: Externe biologische
Funktionskontrolle auf
Sterilisatoren

Hoyer GmbH & Co Uro-Technik
Postfach 1267, 49828 Lage
Tel: 05232/6 70 95
Produkte: Sedistar für das
Harnsediment

I

Imaco GmbH
Hauptstr. 27 f
23923 Lüdersdorf
Fax: 04531/1 26 05
Produkt: Urinteststreifen-
analysator

Interchem GmbH
Preysingstr. 6, 81667 München
Tel: 089/4 48 42 42
Produkte: Laborbedarf,
Autoklaven, Sterilbänke,
Einmalartikel

ISM Labortechnik GmbH
Frauenpfad 1a,
69221 Dossenheim
Tel: 06221/86 22 66
Produkte: LFH

ITN-medical GmbH
Postfach 100344
Siemensstr. 14,
41515 Grevenbroich
Tel: 02181/6 10 81
Produkte: Qualitätskontrolle bei
Autoklaven usw.

J

Julabo Labortechnik GmbH
Postfach 20, 77960 Seelbach
Tel: 07823/20 01
Produkte: Wasserbäder,
Inkubatoren, Sterilisatoren,
Thermostate

K

Kimberley-Clark GmbH
Carl-Spaeter Str. 17, 56070 Koblenz
Tel: 0261/89 30
Produkte: Einmalkittel,
Linsenpapier

Kodak Diagnostik Deutschland
GmbH
Mascheroder Weg 1 b,
38124 Braunschweig
Tel: 0531/2 01–0
Fax: 0531/29 90
Produkte: Chlamydien Test

Köttermann Labortechnik
GmbH & Co KG
31311 Uetze, Tel: 05147–7 60
Produkte: Laborabzüge,
Laborausstattung

Kone GmbH Medizintechnik
Feldbehnstr. 4a, 25451 Quickborn
Tel.: 04106/6 88 85
Produkte: Rotierende Teller zum
Ausglühen der Ösen

Krannich W GmbH & Co KG
Elliehäuser Weg 17,
37079 Göttingen
Tel.: 0551/6 40 96
Produkte: Glasbläserei,
Laborausstattungen, Sterilisations-
kammern aus Edelstahl

L

Labogaz Gasbrenner, Camping
Gaz International
Kaiserstr. 1, 60311 Frankfurt
Produkte: Gaskartuschen,
Gasbrenner

Labor Technik Barkey
Postfach 740
Herforderstr. 176, 33609 Bielefeld
Tel: 0521/88 11 88
Produkte: Biegezange für Ösen,
Ösen, Ösendraht, Ösenhalter,
Ösenständer, Metallblock-Thermo-
state und Zubehör; Biologischer
Indikator für flüssige
Desinfektionsvorgänge

Labor Diagnostika GmbH
Industriestr. 12, 46359 Heiden
Tel: 02867/80 83
Produkte: Nährmedien

LOB Labor- und Operationsbedarf
GmbH (H. Berghausen)
Karl-Geusen Str. 173,
40231 Düsseldorf
Tel: 0211/21 03 03
Produkte: Umfassendes Liefer-
programm, auch Diagnostika

Labotect GmbH
37120 Bovenden
Tel: 0551/88 74
Produkte: Laborgeräte

LaFontaine & Co. KG Kunststoff-
verarbeitung
Wielandtstr. 25, 76137 Karlsruhe
Produkte: Medizinische Flach-
gläser (Mikroskop), sonstiges
Glas, Kunststoff, Laboreinmal-
artikel

Leitz Ernst Wetzlar GmbH
Ernst-Leitz-Straße 30,
35578 Wetzlar
Tel: 06441/29-0
Produkte: Mikroskope

M

Madaus AG
Postfach 91 05 55
Ostmerheimerstr. 198, 51109 Köln
Tel: 0221/89 98-4 08
0130/57 88
Fax: 0221/89 98-303
Produkte: Umfassendes Lieferpro-
gramm für die Urinmikrobiologie

Mast Diagnostika Laboratoriums-
präparate GmbH
Feldstr. 20,
23858 Reinfeld/Holstein
Tel: 04533/50 35 und 20 07-0
Fax: 04533/50 39 und 20 07-68
Produkte: Trockennährmedien,
Testringe, Mikro-Bank,
Abstrichtupfer, Chlamydien-EIA

medac GmbH Gesellschaft für
klinische Spezialpräparate GmbH
Bachstraße 48, 22083 Hamburg
Tel: 040/2 26 55-0
Fax: 040/2 26 55-123
Produkte: Chlamydien-Testung,
GO-Testung, Antikörper, Lektine

Megumed LFH
Goldgraben 34, 67806 Rockenhausen
Tel: 06361/53 16
Fax: 06361/56 01
Produkte: Diagnostik,
Mikrobiologie, Medizintechnik

Melag Apparate GmbH
Geneststraße 9-10, 10829 Berlin
Produkte: Autoklaven,
Brutschränke

Memmert GmbH
Postfach 15 20, 91126 Schwabach
Tel: 09122/40 31
Produkte: Brutschränke

Merck GmbH
Frankfurterstr. 250, 64271 Darm-
stadt
Tel: 06151/72-0
Produkte: Reagentien, Chemi-
kalien, Farbstoffe Nährmedien,
Teststreifen

Merlin, Gesellschaft für mikro-
biologische Diagnostika mbH
Kleinstraße 14, 53332 Bornheim
Tel: 02222/8 20 55
Fax: 02222/8 20 50

3 M Medica GmbH
Postfach 14 62, 46325 Borken
Wilbecke 12–14, 46325 Borken
Tel: 02861/8 03–0
Fax: 02861/ 6 36 31
Produkte: Sterilisationsindika-
toren, Autoklavenband

Microcos Diagnostica
Freisinger Landstr. 8,
85748 Garching
Tel: 089/3 20 48 35 u. 3 20 48 24
Produkte: System Uripret G
zur Keimidentifizierung

Murex Diagnostika GmbH
Postfach 14 51, 30938 Burgwedel
Tel.: 05139/89 94–44
Fax.: 05139/89 94–88
Produkte: Diagnostika für
Staphylokokken und
Streptokokken

N

neoLab Laborbedarf Vertriebs/
GmbH (vormals Migge)
Rischerstr.7,
69123 Heidelberg
Tel: 06221/84 42 19
Fax: 06221/84 42 33
Produkte: Katalog Laborspezial-
produkte

Nerbe plus GmbH
Daimlerstr. 3
21423 Winsen/
Tel: 04171/6 20 91
Fax: 04171/6 45 45
Produkt: Urintransportsysteme

New Brunswick Scientific GmbH
Industriestr. 17,
63150 Heusenstamm
Produkte: Meßgeräte,
Inkubatoren

Nicolai Medizintechnologie
Kleine Düwelstr. 21,
30171 Hannover
Produkte: größerer LFH

Nikon GmbH
Tiefenbroicher Weg 25,
40472 Düsseldorf
Produkte: Mikroskope

Otto Nordwald KG
Heinrichstr. 5,
22769 Hamburg
Tel: 040/43 28 27
Produkte: Difco Produkte für die
Mikrobiologie

Novodirect GmbH
Am Storchennest 24,
//694 Kehl
Fax: 07851/70 69
Produkte: Rührgeräte, Lampen,
Nalgene Produkte, Ständer,
Röhrchen

Nunc GmbH
Postfach 12 93 06
Hagenauerstr. 21a,
65203 Wiesbaden
Tel: 06121/6 70 95
Produkte: Kunststoffartikel,
Pipetten

O

Olympus GmbH
Wendenstr. 14–16,
20097 Hamburg
Produkte: Mikroskope

Gebr. Otto KG
Siegenerstr. 69
Postfach 14 60, 57223 Kreuztal
Produkte: Entsorgung
„Clinic-Box"

P

Pasteur Diagnostika Labaz GmbH
Augustenstr. 10,
80333 München
Tel: 089/5 23 95–155
Produkte: Mikrobiologische
Diagnostika

Q

Quartett GmbH
Schichauweg 16
Postfach 49 02 05, 12307 Berlin
Tel: 030/7 45 40 46
Fax: 030/7 45 40 62
Produkte: Immunodiagnostika,
Biotechnologie, auch PSA

R

Ratiolab
Postfach 30 11 01, 63303 Dreieich
Tel: 06103/6 40 75
Produkte: Pipetten, Röhrchen

Rigling GmbH
Industriestr. 24, 75382 Althengstett
Tel: 07051/17 45 47
Produkte: Medizin. Entsorgungs-
systeme

Bodo Rohloff GmbH
Dornierstr. 5, 82110 Germering
Tel: 089/84 60 61
Produkte: Hilfsmittel,
z. B. Drigalski-Spatel

Roth GmbH & Co.
Postfach 21 11 62,
76161 Karlsruhe
Tel: 0721/56 06–0
Produkte: umfassendes Programm
an Laborhilfsmitteln, insbesondere
zum Arbeitsschutz

Röhm Pharma GmbH (Procter &
Gamble Pharmaceuticals Germany
GmbH)
Dr.-Otto-Röhm-Str. 2–4,
64331 Weiterstadt
Postfach 10 01 61, 64201 Darmstadt
Tel: 06151/8 77–0
Fax: 06151/89 55 94
Produkte: Diagnostika für
Chlamydien und Gonokokken

S

Sanofi Diagnostics Pasteur GmbH
Postfach 11 29, 79011 Freiburg
Sasbacherstr. 5, 79111 Freiburg
Tel: 0761/51009–0
Fax: 0761/51009–99
Produkte: Diagnostics Pasteur
(Mikrobiologie), Kallestadt
Diagnostics

Sarstedt, Rommelsdorf
51588 Nümbrecht
Tel: 02293/5 23
Fax: 0731/ 6 61 57
Produkte: Plastik-Laborartikel
(Platten, Röhrchen, etc.)

Sartorius GmbH
Weender Landstr. 94–108,
37075 Göttingen
Postfach, 37070 Göttingen
Tel: 0551/3 08–1
Fax: 0551/2 89
Produkte: Analysenwagen, Filtra-
tionssysteme, auch Mikrobiologie

Septicont Entsorgung GmbH
Bahnhofstr. 8, 48301 Nottuln
Hegermühlen Str 10,
15344 Strausberg
Florian-Geyer-Strasse 7,
38820 Halberstadt
Produkte: Sammlung und Bereit-
stellung für Verwertung und
Entsorgung

Süd-Laborbedarf GmbH
Starnberger Str. 24, 82131 Gauting
Tel: 089/8 50 65 27
Fax: 089/8 50 76 46
Produkte: Probentransportsystem,
Kolbenhubpipetten und Dispenser,
Laborbedarf, Handschuhe

Syva-Merck GmbH
Alsfelderstr. 6, 64289 Darmstadt
Tel: 06151/7 40 11
Produkte: Chlamydien-Tests,
GO-Tests

Sch

Schleicher & Schuell GmbH
Postfach 4, 37586 Dassel
Tel: 05564/89 95
Produkte: Filterpapiere, Trocken-
blöckchen für Färbungen

Schülke & Mayr GmbH
22840 Norderstedt
Tel: 040/5 21 00 – 0
Produkte: Desinfektionsmittel,
u. a. Gevisol zur Entsorgung

T

Tecnomara GmbH
Ruhberg 4, 35463 Fernwald
Tel: 06404/80 90
Fax: 06404/58 65
Produkte: Autoklaven,
Brutschränke, Keimzahl-
bestimmungssystem Autotrak,
Mikrotiterplatten-Photometer

U

Unipath GmbH (Oxoid)
Am Lippeglacis 6–8, 46483 Wesel
Postfach 10 11 27, 46467 Wesel

Tel: 0281/1 52 – 0
Fax: 0281/1 52 – 1
Bestellungen Tel: 0281/1 52 – 33
Tel: 0130/6770 Fax: 0130/82 57 66
Produkte: Trockennährböden,
Grundstoffe, Supplemente, Fertig-
nährböden, Eintauchobjektträger,
Enpfindlichkeitsprüfung: Dispen-
ser, Blättchen, Culti-Loops

W

Waldmann Lichttechnik GmbH
Peter-Henleinstr. 5,
78056 Villingen-Schwenningen
Tel: 07720/6 01 – 0
Produkte: Lupenleuchten

Waldner GmbH
88239 Wangen
Tel: 07522/72 – 1
Produkte: Laboreinrichtungen

Webeco GmbH
23611 Bad Schwartau
Tel: 0451/2 10 55
Produkte: Sterilisatoren

Deutsche Wellcome GmbH
Abt. Diagnostika
Postfach 13 52, 30938 Burgwedel
Tel: 05139/8 04 – 181
Fax: 05139/2 69
Produkte: Serologische Diagno-
stika u.a. GO, Chlamydien,
Streptokokken

Will Wetzlar GmbH,
Optische Werke
Wilhelm-Will-Str.7, 35580 Wetzlar
Produkte: Mikroskope

Z

Carl Zeiss Mikroskope
73447 Oberkochen
Tel: 07364/20 – 1

Zirbus Autoklaven
Taubenbreite 19,
37520 Osterode am Harz
Tel: 05522/19 90

10 Literatur

1
Gesetzliche Grundlagen zum Arbeiten mit Krankheitserregern im Praxislabor

Albrecht (1982) Kommentar zum Bundesseuchengesetz
Albrecht (1984) Kommentar zum Bundesseuchengesetz
Bundesseuchengesetz (BSeuchG) vom 18.12.1979, 4. Abschnitt „Vorschriften zur Verhü-
    tung übertragbarer Krankheiten", Kapitel 4 „Arbeiten und Verkehr mit Krankheitser-
    regern". §§ 19–29
Empfehlungen des Bundesgesundheitsamtes (1981)
Schumacher W, Mayn E (1980)
    Bundes-Seuchengesetz
    Kohlhammer, Köln

2
Laborinfrastruktur, -ausstattung und -hygiene

Bauer B, Wundt W (1985)
    Beseitigung des erregerhaltigen Abfalls in urologischen Praxen, Urologe [B] 25: 200
Bundesseuchengesetz (BseuchG) vom 18.12.1979, § 10c
Eichgesetz
Liste der vom Bundesgesundheitsamt geprüften und anerkannten Desinfektionsmittel
Michaelis R (1983)
    Moderne Methoden bakteriologischer Diagnostik von Harnwegsinfektionen,
    Extr Urol 6: 254–261

3
Gewinnung von Untersuchungsmaterial

Bach D, Brühl P, Sökeland J (1984)
    Katheterismus der Harnblase.
    Dtsch Ärztebl B 81: 604–608
Becker HC, Weidner W, Schiefer HG, Brunner H, Krause W (1984)
    Epididymitis: Untersuchungen zur Ätiologie und Pathogenese unter besonderer
    Berücksichtigung von Chlamydia trachomatis und Ureaplasma urealyticum.
    Dtsch Med Wochenschr 109: 569–575
Beyaert G, Reuter B (1995)
    Mikrobiologie in der urologischen Praxis 3. Aufl.
    Beyaert Verlag, Schriesheim

Brühl P (1980)
  Methoden der Urinentnahme.
  Diagnostik 3: 119–121
Brühl P, Walpert J (1994)
  Aktuelle Epidemiologie, Diagnostik und Therapie der Urogenitaltuberkulose.
  Dtsch Med Wochenschr 119: 1121–1125
Brunner H, Weidner W, Schiefer HG (1983)
  Studies on the rate of ureaplasma urealyticum and mycoplasma hominis
  in prostatitis.
  J Infect Dis 147: 807–813
Burkhardt F (1991)
  Verfahrensrichtlinien für die mikrobiologische Diagnostik,
  Fischer, Stuttgart, S 3 ff
Henke E, Döpfmer R (1960)
  Fertilitätsstörungen beim Mann. In: Schevermann H, Döpfmer R (Hrsg) Handbuch der
  Haut- und Geschlechtskrankheiten. Springer, Berlin Heidelberg New York Tokyo, Bd
  VI, 3. Teil, S 183 ff
Hofstetter AG, Eisenberger F (1996)
  Urologie für die Praxis, 2. Aufl.
  Springer, Berlin Heidelberg New York
Höfler W (1992)
  Parasitäre Harnwegsinfektionen. TW Urol Nephrol 4: 271–279
Hubmann R (1992)
  Die Urogenitaltuberkulose. TW Urol Nephrol 4: 287–294
Lieske H (1982)
  Wurmeier – Diagnostik in der Praxis.
  Mat Med Nordm 34: 67–84
Meares EM (1989)
  Acute and chronic prostatitis and prostatodynia.
  In: Fitzpatrick JM, Krane RJ (eds) The prostate.
  Churchill Livingstone, Edinburgh
Mearer EM jr., Stamey TA (1968)
  Bacteriological localization patterns in bacterial prostatitis and urethritis.
  Invest Urol 5: 492–518
Piekarski G (1987)
  Medizinische Parasitologie in Tafeln, 3. Aufl.
  Springer, Berlin Heidelberg New York Toyko
Pulverer G, Schaal KP (1988)
  Bakteriologische und serologische Technik.
  In: Brandis H, Pulverer G (Hrsg) Lehrbuch der medizinischen Mikrobiologie, 6. Auf-
  lage
  Fischer, Stuttgart New York, S 227–279
Schiefer HG, Jantos C, Weidner W(1989)
  Entzündungen der unteren Harnwege: Diagnostik, Erregerspektrum und Therapie. In:
  Schindler E (Hrsg) Überlegungen zur Therapie von Harnwegsinfektionen.
  pmi, Frankfurt, S 63–73
Schirren C (1982)
  Praktische Andrologie.
  Schering, Berlin
Seitz HM, Saathoff M (1987)
  Serodiagnostik parasitärer Erkrankungen (ausgenommen Malaria).
  Dtsch Ärztebl B 84: 1464–1469
Weidner W, Ludwig M (1994)
  Diagnostic management in chronic prostatitis.
  In: Weidner W, Madsen PO, Schiefer HG (eds) Prostatitis.
  Springer, Berlin Heidelberg New York Tokyo, pp 49–65
Weidner W, Schiefer HG (1988)
  Urethro-Adnexitis des Mannes und sexuell übertragbare Erreger.
  Urologe [A] 27: 123–131
Weidner W, Schiefer HG, Krauss H, Engstfeld J (1983)
  Untersuchungen zur Ätiologie der nicht-gonorrhoischen Urethritis.
  Dtsch Med Wochenschr 107: 1227–1231

Weidner W, Schiefer HG, Krauss H (1985)
Urogenitale Chlamydien- und Mykoplasmeninfektionen.
Med Welt 36: 1398–1404
Weidner W, Schiefer HG, Ebner H, Brunner H (1986)
Nongonococcal urethritis: leucocyte counts in urethral secretions correlated to chlamydial and ureaplasmal infections.
Eur J Sexually Transmitted Dis 3: 207–211
World Health Organization (1992)
WHO laboratory manual for the examination of human semen and semen-cervical mucus interaction. Cambridge University Press, New York

4
Klinisches Screening

Braun JS, Straube W (1975)
Die Diagnostik der Mikrohämaturie mit einem neuen Teststreifen.
Ein Vergleich mit mikroskopischen Untersuchungsmethoden.
Dtsch Med Wochenschr 100: 87–89
Colombo JP, Peheim E, Keller H, Kutter D, Bostjancic W, Woschnagg B, Siest E, Kaehler H, Oette K, Schindler J, Poppe WA, Koller PV, Wisser H (1982)
Zeitverkürzte Erfassung von Urinleukozyten mit einem neuen Leukozytenteststreifen.
Eine kooperative Studie an 8 Zentren. Dtsch med Wochenschr 107: 853–857
Dati F, Lammer M (1988)
Nierenschädigung: Früherkennung durch neue Methoden zum Nachweis einer Proteinurie.
Diag Lab 18: 24–35
Fuchs T, Gutensohn G (1967)
Wert und Grenzen des Nitrit-Testes bei der Diagnostik einer Pyelonephritis.
Dtsch Med J 18: 343–347
Hofstetter AG (1991) Rationelle Diagnostik von Harnwegsinfektionen. Fortschr Med 109: 677–680
Hofstetter AG (1990)
Die Zystitis der Frau. Allgemeinarzt 12: 1044–1050
Kaltwasser F, Kaltwasser G, Banand D, Wieczorek L (1983)
Nachweis antibakterieller Substanzen im Harn mit Teststreifen.
MMW 125: 694–696
Kutter D, Holtzmer M (1984)
Erprobung eines Teststreifens zur Bestimmung des spezifischen Gewichts des Harns.
Z Med Labor Diagn 25: 329–333
Kutter D, Thoma J (1994)
Sind Teststreifen auf Harnprotein auf Basis des Proteinfehlers von Indikatoren noch zeitgemäß?
Lab Med 18: 333–336
Kutter D, Klemmer L, Risch-Thoma S (1982)
Praktische Erprobung eines verbesserten Teststreifens auf Leukozyten im Harn.
Ärztl Lab 28: 17–20
Müller-Wiefel DE, Schäfer K (1978)
Anwendung eines Teststreifens in der ambulanten Verlaufskontrolle der Hämaturie.
Monatsschr Kinderheilkd 126: 395–397
Roth S, Renner E, Rathert (1991)
Diagnostik der glomerulären Mikrohämaturie.
Urologe [A] 30: 127–133
Vahlensieck W Jr, Grünsfelder M (1986)
Scheinbare Hämaturie
Urologe [B] 26: 255–259

5
Mikrobiologische Verfahren und Untersuchungen

Blenk H, Hofstetter A (1975)
Quantitative Eiweißanalyse des Ejakulates.
Lab Blätter 25: 166–173
Blenk H, Hofstetter A (1985)
The behavior of complement C 3 and other serum proteins in the ejaculate in chronic prostatitis and their diagnostic importance.
In: Brunner H, Krause W, Rothhauge CF, Weidner W (eds) Chronic prostatitis.
Schattauer, Stuttgart, 189–198
Blenk H, Hofstetter A (1991)
Complement C3, Coeruloplasmin and PNM-elastase in the ejaculate in chronic prostato-adnexitis and their diagnostic value.
Infection 19 [Suppl 13]: 138–140
Blenk H, Braun B, Hofstetter A (1974a)
Abgrenzung vegetativer Störungen von entzündlichen Prozessen im Bereich der männlichen Adnexe durch ein immunologisches Verfahren.
Monatsschr Wehrmed 3: 79–81
Blenk H, Hofstetter A, Böwering R, Buttler R, Hartmann M, Marx FJ (1974b)
Immunelektrophorese des Ejakulats.
Münch Med Wochenschr 116: 35–38
Ludvik W (1964)
Zur Diagnostik der chronischen Prostatitis.
Dtsch Med Wochenschr 89: 2366–2369
Meares EM jr (1980)
Prostatitis syndromes: New perspectives about old woes.
J Urol 123: 141–147
Meares EM jr, Stamey TA (1968)
Bacteriological localization patterns in bacterial prostatitis and urethritis.
Invest Urol 5: 492–518
Pulverer G, Schaal KP (1988)
Bakteriologische und serologische Technik.
In: Brandis H, Pulverer G (Hrsg)
Lehrbuch der Medizinischen Mikrobiologie, 6. Aufl. Fischer, Stuttgart New York, 227–279
Schnierstein J (1965)
Fehler und Grenzen der Prostatitis-Diagnostik.
Urologe [A] 4: 170–174

6
Erregerspektrum und bakteriologische Systematik

Beyaert G, Reuter B (1995)
Mikrobiologie in der urologischen Praxis, 3. Aufl.
Beyaert Verlag, Schriesheim
Burkhardt F (1992)
Mikrobiologische Diagnostik.
Thieme, Stuttgart
Gallien R (1988)
Mikrobiologische Diagnostik in der ärztlichen Praxis.
Fischer, Stuttgart
Krieg NR (1994)
Bergey's manual of systematic bacteriology.
Williams & Wilkins, Baltimore
Sulke J, Beyaert G, Linden P (1992)
Urinmikrobiologie in der urologischen Praxis, 1. Teil.
Urologe [B] 32: 59–70

Sulke J, Beyaert G, Linden P (1992)
Urinmikrobiologie in der urologischen Praxis, 2. Teil.
Urologe [B] 32: 102–119
Troßmann G (1984)
Hundert Jahre Gramfärbung.
Dtsch Ärztebl B 81: 4341–4345
Werk R (1989)
Bakteriologie der Urogenitalinfektionen.
Thieme, Stuttgart

7
Resistenztestimmung und Antibiotikaauswahl

Adam D, Görtz G, Helwig H, Knothe H, Lode H, Naber KG, Petersen EE, Stille W, Tauchnitz C, Ullmann K, Vogel F, Wiedemann B (1993a)
Rationaler Einsatz oraler Antibiotika in der Praxis.
Münch med Woschr 135: 591–599
Adam D, Görtz G, Helwig H, Knothe H, Lode H, Naber KG, Petersen EE, Stille W, Tauchnitz C, Ullmann K, Vogel F, Wiedemann B (1993b)
Rationaler Einsatz oraler Antibiotika in der Praxis.
Chemotherapie J 2: 184–192
Bauernfeind A, Jungwirth R, Schweighart S, Theopold M (1990)
Antibakterielle Aktivität und β-Laktamase-Stabilität von elf Oralcephalosporinen.
Infection 18 [Suppl 3]: 155–167
DIN-Taschenbuch 222 (1987) Medizinische Mikrobiologie, Normen und weitere Unterlagen.
Beuth, Berlin
Hindler JA, Sahm DF (1992)
Controversies and confusion regarding antimicrobial susceptibility testing of enterococci.
Antimicrobic Newsletter 8: 65–74
Konsensuskonferenz der Paul-Ehrlich-Gesellschaft für Chemotherapie eV (1994)
Cephalosporine zur parenteralen Applikation.
Chemotherapie J 3: 101–115
Krasemann C (1993)
Methoden zur Testung der Empfindlichkeit von Bakterien, Hinweise zur Interpretation der Ergebnisse, 2. Aufl.
Bayer, Leverkusen
Naber KG (1992) Arbeitsgemeinschaft „Harnwegsinfektionen" der Paul-Ehrlich-Gesellschaft für Chemotherapie eV:
Merkmale zur Charakterisierung von Harnwegsinfektionen.
Chemotherapie J 1: 38–41
Naber KG (1995)
Antibiotikaauswahl zur Empfindlichkeitstestung von Harnwegsinfektionserregern.
Urologe [B] 35: 155–158
Naber KG, Niemetz A (1993)
Häufigkeit und Antibiotikaempfindlichkeit von Harnwegsinfektionserregern bei urologisch-stationären Patienten.
Urologe [B] 33: 294–298
Naber KG (1996)
Aminoglykoside bei der Behandlung von Harnwegsinfektionen.
Chemotherapie J 5: 79–83
Naber KG, Wiedemann B (1994)
Bewertungskriterien für die antibakterielle Chemotherapie.
Chemotherapie J 3: 47–52
Naber KG, Ahrens T, Zimmermann W, Puppel H, Schultheis H, Maly V (1982)
Klinische Bedeutung der β-Lactamase-Produktion von Bakterien bei der Therapie von Harnwegsinfekten mit oralen β-Laktam-Antibiotika.
Urologe [A] 21: 225–228

Naber KG, Bauernfeind A, Dietlein G, Wittenberger R (1987)
  Spektrum und Sensibilität der Erreger von Harnwegsinfektionen bei stationären urologischen Patienten in Korrelation zu klinischen Aspekten.
  Urologe [B] 27: 157–164
Naber KG, Witte W, Bauernfeind A (1993)
  In-vitro-Aktivität oraler Cephalosporine/Cepheme gegen Erreger von komplizierten Harnwegeinfektionen.
  Fortschr Antimikrob Antineopl Chemother 12: 21–30
National Committee for Clinical Laboratory Standards / NCCLS
  M2 – A3: Performance standards for antimicrobial susceptibility tests, 3rd. ed.
  M7 – A: Methods for dilution antimicrobial susceptibility tests of bacteria that grow aerobically
  M11 – A: Reference agar dilution procedure for antimicrobial susceptibility testing for anaerobic bacteria
  M100 – S: Performance standards for antimicrobial susceptibility testing
Normenausschuß Medizin (NAMed) (1995) im DIN, Deutsches Institut für Normung e V, Beiblatt 1 zu DIN 58 940, Medizinische Mikrobiologie. Methoden zur Empfindlichkeitsprüfung von bakteriellen Krankheitserregern (außer Mykobakterien) gegen Chemotherapeutika, Teil 4, Bewertungsstufen der minimalen Hemmkonzentration. Beuth, Berlin
Ryan KJ, Needham GH, Dunsmoor CL, Sherris JC (1970)
  Stability of antibiotics and chemotherapeutics in agar plates
  Appl Microbiol 20: 447–451
Witte W (1995)
  Mündliche Mitteilung, Wernigerode (1995)

11 Sachverzeichnis

A

Ableitungssystem 15
Abstriche
- Abstrichtupfer 16
- Analabstrich 19
- Harnröhrenabstrich 35, 39, 40
- Rektalabstriche 58
- Urethralabstrich (*siehe dort*) 12, 17, 43
- Vaginalabstrich 20, 35, 40, 43, 58, 109
- Zervikalabstrich 20
Acinetobacter 68, 83, 103, 104
Acridin-Orange-Färbung 20
Adhärenzfaktoren 60, 61
Adhäsine 60, 61
Adhäsion 103
Adnexorgane, Materialgewinnung 15
Aerobacter 27
Aerobier (aerobe Keime / aerobes Wachstum) 64, 70, 71, 94, 103, 105, 107, 131, 133, 134, 136
- Bedingungen 55
Agar 114, 117
- Agardiffusionstest 57, 114, 115, 118, 120, 121
Agglutination 7
Albuminurie 26
- Mikroalbuminurie 26
alkalische Phosphatase 83
α-Hämolyse 67
α1-Glykoprotein, saures, Prostatasekret 41
α1-Antitrypsin, Prostatasekret 41
α2-Makroglobulin 41
Aminoglykoside 62, 139–141
Aminopenicillin 139
Aminosäuredecarboxylasen 71
Amphotericin B 58
Ampicillin 141
Anaerobier (anaerobe Keime / anaerobes Wachstum) 12, 40, 64, 68–71, 89, 105, 107, 109, 131, 133, 136
Anaerobiertöpfe 48, 133
Analabstrich 19

Antibiotika / Antibiotikatherapie 27, 52, 53, 58, 62, 85, 112 ff., 120 ff., 128, 134–137
- Antibiotikaauswahl 112 ff., 137
- - Literatur 158
- Antibiotikakonzentration 123
- Antibiotikalösung 122, 124
- Antibiotikatestung 112
- β-Laktamantibiotika 62
- Empfindlichkeitstestung (Antibiogramm) 81, 112, 136, 141
- - Methoden 113
- gezielte 113
- kalkulierte 112
Antitrypsin, saures α1-Antitrypsin, Prostatasekret 41
Approbation 2, 3
Arbeiten mit Krankheitserregern im Praxislabor, gesetzliche Grundlagen 1 ff.
Arbeitstisch 5, 7
Arzneipflicht 2
Äsculinspaltung 79
Auramin-Färbung 20
Aurease 84
Ausstrich
- Technik 46
- - Dreiösentechnik 46
Autoklav 5, 7, 9, 10
Azlocillin 139

B

Bacillus
- B. spp. 66
- B. subtilis 28, 53
Bactec-Flüssigkulturen 21
Bacteroides-fragilis 133
Bakterien / bakteriologische Symptomatik 31, 59 ff.
- Literatur 157
- Mykobakterien, Untersuchungsmaterial 20
- Tuberkelbakterien 59

– Übersicht der urologisch relevanten
  Bakterien   87
– Zählung   39
Bakteriostase   62, 135
Bakteriurie   27
Bakterizide   62, 135
Bebrütung
– Bebrütungszeit   49
– Temperatur   48
Beimpfungstechnik   46
Belastung   26
Bergey-Übersicht   86
β-Galaktosidase   70, 77, 78
β-Glukosidase   77, 78
β-Glukuronidase   77
β-Hämolyse   67, 94, 109
β-Laktamantibiotika   62, 140
β-Laktamase   62, 104, 134, 135
β-Xylosidase   77, 78
Beutelurin   15
Beweglichkeitsnachweis   66, 67
Bezugsquellen für Labormaterial,
  Nährmedien und Reagenzien   143 ff.
biochemische Differenzierungs-
  methoden   64
Blasenpunktionsurin   14, 56
Blutagar (*siehe auch* Nährböden)   51,
  55, 67, 89, 90, 94, 111
– Kochblutagar   19, 48, 57, 58, 104
Blutersatzmittel   26
Blutgruppenfaktoren   61
Bouillondilutionstest   124, 125
– Makrobouillondilutionstest   125
– Mikrobouillondilutionstest   125
Brutschrank   5, 7
B-Streptokokken   83
Bundesseuchengesetz   1
Bunsenbrenner   46, 47
bunte Reihen   90

C

C3, Prostatasekret   43
C3c, Prostatasekret   42
CAMP-Test   67, 82
Candida   58, 69
Carbapeneme   62, 139
Cefazolin   141
Cephalosporine   62, 135, 139, 141
Chemotherapeutika   112
Chinolone (Gyrasehemmer)   62, 63,
  141
Chlamydien (Chlamydia)   13, 17, 19,
  20, 38, 39, 42, 45, 136
– Chl. trachomatis   45
Chloramphenicol   58
Chromosom   59
Chylurie   23
Citratverwertung   74
Citrobacter (Citrobacter freundii)   27,
  70, 84, 98

– Charakterisierung   98
Clindamycin   140
Clostridien   133
CO$_2$-erzeugende Gaskartuschen   49
Coeruloplasmin, Prostatasekret
  41–43
Colistin   58
Cotrimoxazol   139–141

D

Dekontaminationsverfahren   9
Desinfektion   5, 8–10
– Desinfektionsmittel   26
– Desinfektionsplan   8
– Händedesinfektion   10
Differenzierung, serologische   90
– biochemische Methoden   64
Diffusionsteste   113, 114, 120, 121, 128,
  129, 131, 140
– Agardiffusionstest   57, 114, 115, 118,
  120, 121
– Teststreifen   129
Dilutionsteste   113, 120, 127–133, 140,
  141
– Bouillondilutionstest   124, 125
– MHK   120, 128–132, 134, 135
– Teststreifen   129
DNA   59, 89
Dokumentation, INSTAND (Institut
  für Standardisierung und Doku-
  mentation im med. Laboratorium
  e.V.)   142
Dunkelfeldbildmikroskopie   34

E

Eichelreinigung   16
Eiter   20
Eiweiß
– Gesamteiweiß, Prostatasekret   42
– Nachweis (*siehe* Proteinurie)   13,
  25, 26
Ejakulat   12, 16, 19, 20, 23, 36, 37, 39,
  42, 43, 53, 54, 56
– makroskopische Beurteilung   23
ELISA (Enzyme-Linked Immuno
  Sorbent Assay)   22
Empfindlichkeitstestung, Antibiotika
  (Antibiogramm)   57, 81, 112, 136,
  141
Endoagar   51, 54–56, 58, 89, 90, 94,
  106, 111
Endotoxine   89
Enterobacter (Enterobacter cloacae)
  12, 27, 61, 70, 78, 79, 90, 93, 96
Enterobacteriaceen   54, 56, 60,
  68, 71–73, 77, 81, 89, 90, 122, 124,
  136

Enterokokken (Enterococcus faecalis)
12, 54, 56, 57, 79, 110, 111, 122, 124,
139, 140, 142
- Charakterisierung 110
- Enterokokkenagar 57
Entsorgung 5
Enzyme 62
Enzyme-Linked Immuno Sorbent
Assay (ELISA) 22
Enzymimmunoassay 38
Epididymitis 44
Epithelien 31
Erreger
- Erregerdifferenzierung 142
- Erregeridentifikation 136
- Erregerspektrum 59 ff., 137
- - Literatur 157
- gramnegative Erreger / Keimflora
51, 52, 54, 63, 89, 136, 141
- grampositive Erreger / Keimflora
51, 52, 54, 63, 89, 136, 141
Erythromycin 139, 140
Erythrozyten 23, 25, 31, 32, 43, 66
- Morphologie 31
- Nachweis 25
- quantitative Ausscheidung im
Urin 33
- Zählkammer 32
Escherichia (E. coli) 12, 23, 27, 55, 59,
61, 66, 69, 70, 77, 79, 90 ff., 142
- Charakterisierung 91 ff.
E-Test 128
- Durchführung, schematische Dar-
stellung 130
Eukaryonten 62
Exprimaturin 16–18, 39

F

Färbungen 20, 63, 64
- Acridin-Orange 20
- Auramin 20
- Papanicolaou 44
- Gram 34, 36, 37, 39, 40, 63, 64
- Kinyoun 20
- Methylenblau 31, 36, 37, 39, 40
- - Löffler-Methylenblau 34, 36
- Ziehl-Neelsen 20
Filterpapier 53
Fimbrien 59–61, 89, 90
Flagellen (Geißeln) 59, 66, 89
Fluor urethralis 16
Fluorchinolon 139, 140
Fosfomycin 140
Fuchs-Rosenthal-Zählkammer 7, 32
Fusidinsäure 140
Fusobacterium 133

G

Galaktosidase, β- 70, 77, 78
γ-Hämolyse 67
Gardnerella vaginalis 13, 40, 89
Gaskartuschen, CO_2-erzeugende 49
Geißeln (Flagellen) 59, 66, 89
GEL (Granulozytenelastase), Prostata-
sekret 42, 43
Gelatineverflüssigung 80
Genitalinfektionen, Materialgewin-
nung 15
Gentamicin 58, 141
Geschlechtskrankheiten 1
gesetzliche Grundlagen 1 ff.
4-Gläserprobe 16, 44
Gleitmittel 14
Glukosidase, β- 77, 78
Glukuronidase, β- 77
Glykopeptid 139, 140
Glykoprotein, α1-, saures, Prostatase-
kret 41
Gonokokken 20, 40, 67, 104
Gonorrhoe 19
gonorrhoische Urethritis 35
Gram-Färbung 34, 36, 37, 39, 40, 63,
64
gramnegative / grampositive Erreger /
Keimflora 51, 52, 54, 63, 89, 136, 141
Granulozyten 43
Granulozytenelastase (GEL), Prostata-
sekret 42, 43
Gravidität 26
Gußplattenverfahren 50
Gyrasehemmer (Chinolone) 62, 63,
141

H

Hämagglutination, indirekte (IHAT)
22
Hämatospermie 23, 43
Hämaturie 13
- Mikrohämaturie 25
Hämoglobin 25
Hämolyse 61, 67, 94, 106, 108
- α-Hämolyse 67
- β-Hämolyse 67, 94, 109
- γ-Hämolyse 67
Hämophilus 58, 67
Haptoglobin, Prostatasekret 41, 42
Harnblase 12
Harndilution 27
Harnröhren
- Abstrich 35, 39, 40
- Sekret 36, 37, 39
Harnsediment 30, 31
Harnstoffspaltung 73
Harnwegsinfektion 15, 24, 40, 52, 105,
111, 138, 139
- iatrogene 15

- komplizierte 138
- Teststreifen 24, 25, 29
- unkomplizierte 139
Hefezellen 31
Hemmhof 53, 114, 117–120
- Durchmesser 114, 120, 135, 136
- Konzentration, minimale 123, 125, 127, 136
Hemmstofftest 27, 28, 53
- Teststreifen 53
Hygiene 5, 8 ff.
- Unterweisung des Personals, hygienische 10

I

IgA 103
- Prostatasekret 41, 42
IgG, Prostatasekret 41, 42
IgM, Prostatasekret 42
IHAT (indirekte Hämagglutination) 22
IIFT (indirekter Immunfluoreszenztest) 22
Immunfluoreszenzmikroskopie 38
Indolproduktion 72
Inokulum 116–125, 127, 130–134, 141
INSTAND (Institut für Standardisierung und Dokumentation im med. Laboratorium e. V.) 142
Iso-Sensitest-Agar 57

J

Jauchekeim 73

K

Kalium, Prostatasekret 42
Kalzium, Prostatasekret 42
Karenz 19
Katalase 65
Katheterurin 14
KCN 84
Keimidentifizierung 63
Keimsuspension 117, 118, 122–124, 134
Keimzahlen / Keimzählung 38, 45, 50–52
Kimmig-Agar 58
Kinyoun-Färbung 20
Klebsiellen (Klebsiella pneumoniae) / Klebsiellagruppe 12, 27, 59, 61, 66, 70, 78–80, 85, 89, 90, 93, 95
- Charakterisierung 95
Kochblutagar 19, 48, 57, 58, 104
Kolonien 51
- Einzelkolonien 52
Krankheitserregern

- gesetzliche Grundlagen zum Arbeiten mit 1 ff.
- Literatur 154
Kühlschrank 7
kulturelle Untersuchungen 21, 45, 46

L

Labor / Praxislabor 5 ff.
- Ausstattung 5 ff.
- Hygiene 5, 8 ff.
- Infrastruktur 5 ff.
- Labormaterial, Bezugsquellen 143 ff.
- Literatur 154
- Tischzentrifuge 7
Laktamantibiotika, β- 62, 140
Laktamase, β- 62, 104, 134, 135
Laktobazillen 12, 89
Laktoseabbau 70
Lampe 5
Leichengifte 72
Leukozyten 15, 17, 18, 31, 32, 35, 36, 38, 39, 42
- Leukozytenzählung 38
- - Zählkammer 32
- quantitative Ausscheidung im Urin 33
Leukozyturie 21, 25
- sterile 21
Lincomycine 62
Lipopolysaccharide 89
Löwenstein-Jensen-Agar 21

M

Makroglobulin, α2-, saures, Prostatasekret 41
Makrolide 62
Malonatverwertung 74
Malzextraktagar 58
Maskenobjektträger 36, 38
Materialentnahme für den Nachweis
- von Mykobakterien 20
- von Wurmeiern 20
MBK (minimale bakterizide Konzentration) 135
McConckey-Agar 49, 51, 54, 56, 89, 90, 94, 106, 111
Menstruationsblut 20
Methylenblau 31, 36, 37, 39, 40
- Löffler-Methylenblau 34, 36
MHK, Dilutionsteste 120, 128–132, 134, 135
mikroaerophiles Wachstum 64
Mikroalbuminurie 26
Mikrohämaturie 25
Mikroorganismen 54
Mikroskop 7
- Phasenkontrastmikroskop 17

Mikroskopie
- Dunkelfeldbildmikroskopie 34
- Immunfluoreszenzmikroskopie 38
- Nativdunkelfeldmikroskopie 35
- Phasenkontrastmikroskopie 30, 34, 35
Mikrotitrationsplatten 125, 126, 134
Mischinfektionen 50, 52
Mittelstrahlurin 13, 16, 18, 26, 35, 40, 54
MOB 66
Monobactame 139
Moraxella 68, 103
Morganella (M. morganii) 73, 99
- Charakterisierung 99
Morgenurin 13, 20
MOT 66
„motility" 66
Mueller-Hinton-Agar 53, 54, 57, 116, 117, 119, 121, 123, 124, 126, 130, 131
Müll, Sondermüllentsorgung 9
Mureinzellwand 59
Mykobakterien 20, 39, 40
- Materialentnahme für den Nachweis 20
Mykoplasmen 13, 17, 39, 40, 42, 45
Myoglobin 25

N

Nährböden
- Anreicherungsmedien (Nährbouillon) 47, 56
- Bebrütungstemperatur 48
- Bebrütungszeit 49
- Blutagar 51, 54, 55, 67, 89, 90, 94, 111
- CO$_2$-Anreicherung 48
- Endoagar 51, 54–56, 58, 89, 90, 94, 106, 111
- Enterokokkenagar 57
- Fertignährböden 49
- Iso-Sensitest-Agar 57
- Kimmig-Agar 58
- Kochblutagar 19, 48, 57, 58, 104
- Löwenstein-Jensen-Agar 21
- Malzextraktagar 58
- McConckey-Agar 49, 51, 54, 56, 89, 90, 94, 106, 111
- Mueller-Hinton-Agar 53, 54, 57, 116, 117, 119, 121, 123, 124, 126, 130, 131
- Nährbodenplatten 48, 53
- Nährmedien, Bezugsquellen 143 ff.
- Rosenow-Bouillon 133
- Sabouraud-Agar 58
- Sensibilitätstestnährböden 57
- Sensitestagar 54
- SIM-Agar 67
- Thioglykolatbouillon 133
- Wilkins-Chalgren-Agar 131, 133, 134
Nativdunkelfeldmikroskopie 35
Nativpräparat 17

Natrium, Prostatasekret 42
Neisseria
- N. gonorrhoeae 48, 49, 57, 58, 83, 103, 104, 135
- - Charakterisierung 104
- N. spp. 71
Neomycin 58
Nieren 12
Nierenbeckenurin 54, 56
Nitrat 27, 81, 107
- Nitratreduktase 81
Nitrit 25, 27, 81
Nitrofurantoin 139
nosokomiale Infektionen 86
Novobiocin 81

O

O/F-Test 68
Oberflächenkultur 50, 51
Objektträger
- Maskenobjektträger 36, 38
- Objektträgertauchverfahren 50, 51
Ofloxacin 141
ONPG-Spaltung 70
Oxacillin 139–141
Oxidasereaktion 65, 68, 69

P

Papanicolaou-Färbung 44
Pathogenitätsmerkmale 60
PCR (Polymerasekettenreaktion) 21
Penicillin 58, 62, 135, 139–141
- Aminopenicillin 139
- Penicillin G 103, 139–141
Peptococcaceae 133
Phasenkontrastmikroskopie 30, 34, 35
- Mikroskop 17
Phenazopyridin 27
Phenylalanindesaminase (PAA) 73
Phosphatase, alkalische 83
Phosphate 23
pH-Wert 17, 24, 40–42, 45, 55, 57, 58, 69
- pH-Abfall 28
- Prostatasekret 42
Pili 59, 60, 90, 103
Pilze (Sproßpilze) 38, 54, 56, 58
- Pilzinfektion 19
Piperacillin 139
Pipetten 46, 47
- Automatikpipetten 51
Plasmide 59, 60, 63
Platinösen 46, 47, 51
Pneumokokken 59, 109
Präputium (siehe Vorhaut) 16, 18
Praxislabor (siehe Labor) 5 ff.
Praxiswäsche 9
Primärurin 15, 16, 18, 35, 40, 43

Prokaryonten 62, 63
Prolinarylamidase 85
Prostata 12, 16–18
– Prostataexprimat 16, 17, 36, 37, 39,
 42, 54, 56
– – 4-Gläserprobe mit Prostataexpri-
 mat 16, 44
– Prostatamassage 16
– Prostatasekret 12, 16–18, 41–43
– – α_1-Antitrypsin 41
– – α_1-Glykoprotein, saures 41
– – α_2-Makroglobulin 41
– – C3 43
– – C3c 42
– – Coeruloplasmin 41–43
– – GEL (Granulozytenelastase) 42,
 43
– – Gesamteiweiß 42
– – Haptoglobin 41, 42
– – IGA 41, 42
– – IgG 41, 42
– – IgM 42
– – Kalium 42
– – Natrium 42
– – pH-Wert 42
– – Transferrin 42
– – Zinkgehalt 41, 42
– Prostatitis 40, 45, 56, 109, 111, 137
– Prostatodynie
 (Prostatakongestion) 41
– Prostatoadnexitis 109
– Prostatovesikulitis 40, 42
Proteinurie 13, 25, 26
Proteus 12, 27, 28, 49, 55, 61, 66, 70,
 73, 80, 90
Protokollbuch 9, 10
– Entsorgungs- und Sterilisationspro-
 tokolle 9, 10
– Sporenprobe 9, 10
Providencia (P. alcalifaciens) 73, 100
– Charakterisierung 100
Pseudomonadaceen 54, 56
Pseudomonas (P. aeruginosa) 12, 23,
 27, 62, 68, 69, 71, 83, 93, 94, 102, 122,
 124, 139, 142
– Charakterisierung 102
Pyelonephritis 45, 56, 61, 86, 109, 137,
 138
Pyurie, sterile 21

Q

Qualitätskontrollen 141, 142

R

Reagenzien, Bezugsquellen 143 ff.
Referenzstämme 134
Reinigung der Eichel 16
Rektalabstriche 58

Resistenzen 62, 63
– Resistenzbestimmung / -prüfung
 52, 112 ff., 142
– – Literatur 158
– Resistenzmuster 112
Rifampicin 62
Ringchromosom 89
Ringversuch 141, 142
RNA 59
Rosenow-Bouillon 133

S

Sabouraud-Agar 58
Sachkenntnis 2, 3
Salmonella (S. enteritidis) 70, 101
– Charakterisierung 101
Schleimkapsel 59
Schlüsselzellen 38, 40
Schüttelmixer 7
Schutzkleidung 10
Schwefelwasserstoffproduktion 75
Screening, klinisches 23 ff.
– Literatur 156
Sensibilitätstestnährböden 57
serologische Differenzierung 90
Serratia (Serratia marcescens) 70,
 78–80, 85, 90, 93, 97
– Charakterisierung 97
Shigella 70
SIM-Agar 67
Sondermüllentsorgung 9
spezifisches Gewicht 27
Sporen 59
– Sporenprobe 9
Sproßpilze 38, 54, 56, 58
Staphylokokken (Staphylococcus) 12,
 55, 56, 66, 68, 71, 78, 79, 83, 84,
 105–107, 122, 124, 139–141
– St. aureus 66, 106, 135, 142
– – Charakterisierung 106
– St. epidermidis 12, 81, 83
Stenotrophomonas (X. maltophilia)
 103
– Charakterisierung 103
Sterilisation 9, 10
– Indikatoren 10
– Protokolle 9
Stoffwechselentgleisung 26
Streptokokken 12, 49, 52, 55, 56, 66,
 71, 82, 107–109
– B-Streptokokken 83
– – Charakterisierung 108
Streptomycin 58

T

Taxonomie 85
Testblättchen / Teststreifen /
 Testträger 57, 117, 118, 130, 131

– Harnwegsinfektionen   24, 25, 29
– – automatische Auswertung   29
Tetrazyklin   62, 139–141
Thioglykolatbouillon   133
Tischflächen   5
Tischzentrifuge   7
Titrationsplatten, Mikrotitrationsplat-
   ten   125, 126, 134
Transferrin, Prostatasekret   42
Transportmedien   19, 20, 105
Trichomonaden   16, 31, 34, 35, 38
Trimethoprim   58, 62, 139, 140
Trimethoprim-Sulfonamid-Kombina-
   tionen   62
Tryptophandesaminase (TDA)   76
Tuberkelbakterien   59
Tuberkulose   1
– Urogenitaltuberkulose (*siehe dort*)
   20, 21

U

Übertragungsrisiko   2
Untersuchungsmaterial, Gewinnung
   von   12 ff.
– Literatur   154
Ureaseproduktion   73
Ureaplasmen   61
Urease   61
Urethra   12, 15
– Urethralabstrich   12, 17, 43
– – Abstrichtupfer   16–19
– – bei der Frau   19–22
– – beim Mann   16
– Urethralfluor   44
Urethritis   16, 34, 35, 44, 103, 109
– gonorrhoische   35
– des Mannes   44
Urin   12–18, 23, 35, 36, 39, 40, 52, 53,
   58
– Ableitungssystem   15
– Gewinnung   13
– – Auffangbeutel / Beutelurin   15
– – Blasenpunktionsurin   14, 56
– – Exprimaturin   16–18, 39
– – Katheterurin   14
– – Mittelstrahlurin   13, 16, 18, 26, 35,
   40, 54
– – Morgenurin   13, 20
– – Nierenbeckenurin   54, 56
– – Primärurin   15, 16, 18, 35, 40, 43
– Untersuchung bei Harndauerablei-
   tungen   14
– Untersuchungsmaterial, makrosko-
   pische Beurteilung   23

– Urinsediment   36
– Verdünnung   33
Urogenitalsyndrom, vegetatives   41
Urogenitaltuberkulose   20, 21
– Bactec-Flüssigkulturen   21
– PCR (Polymerasekettenreaktion)   21

V

Vagina
– Vaginalabstrich   12, 20, 35, 40, 43,
   58, 109
– Vaginalflora   12
– Vaginalsekret   36–39
– Vaginitis   109
– Vaginose   40
Vancomycin   58
vegetatives Urogenitalsyndrom   41
Verbrennung   9
Verdünnungsreihe   121, 124
Virulenzfaktoren   60, 61
Vitamin C   27
Voges-Proskauer (VP)-Reaktion   75,
   76
Vorhaut (Präputium)   16, 18

W

Waschbecken   5
Wilkins-Chalgren-Agar   131, 133, 134
Wurmeier, Materialentnahme für den
   Nachweis   21

X

Xylosidase, β-   77, 78

Y

Yersinien   56

Z

Zählkammern
– nach *Fuchs-Rosenthal*   7, 32
Zervikalabstriche   20
Ziehl-Neelsen-Färbung   20
Zinkgehalt, Prostatasekret   41, 42
Zylinder   31
Zystitis   52, 61, 109, 137, 138

Springer
und
Umwelt

Als internationaler wissenschaftlicher
Verlag sind wir uns unserer besonderen
Verpflichtung der Umwelt gegenüber
bewußt und beziehen umweltorientierte
Grundsätze in Unternehmens-
entscheidungen mit ein. Von unseren
Geschäftspartnern (Druckereien,
Papierfabriken, Verpackungsherstellern
usw.) verlangen wir, daß sie sowohl
beim Herstellungsprozess selbst als
auch beim Einsatz der zur Verwendung
kommenden Materialien ökologische
Gesichtspunkte berücksichtigen.
Das für dieses Buch verwendete Papier
ist aus chlorfrei bzw. chlorarm
hergestelltem Zellstoff gefertigt und im
pH-Wert neutral.

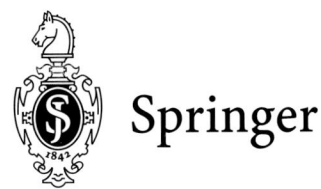

Springer